U0110813

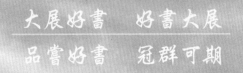

大展好書　好書大展
品嘗好書　冠群可期

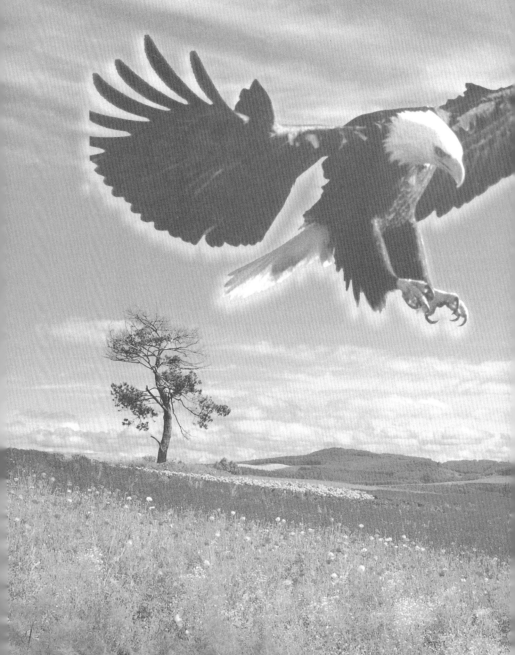

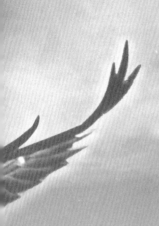

傳統民俗療法 3

神奇拔罐療法

安在峰·編著

品冠文化出版社

叢書總序

　　中國傳統醫學是千百年來歷代名醫智慧的結晶，是袪病健身、延年益壽取之不盡的大寶庫。對一些常見病，中國醫學積累了許多簡易有效的傳統療法。

　　本套「傳統民俗療法」叢書挖掘、整理、精編了散在於民間及各種醫書中的傳統療法，並用簡明的文字、清晰的圖解介紹給讀者，以便大家選用。

　　叢書包括《神奇刀療法》《神奇拍打療法》《神奇拔罐療》《神奇艾灸療法》《神奇貼敷療法》《神奇薰洗療法》《神奇耳穴療法》《神奇指針療法》《神奇藥酒法療》《神奇藥茶療法》等。

　　希望叢書能給您和您的親人解除病痛，給您的家庭帶來幸福。

前　言

　　拔罐是中醫學寶庫中十分重要的治療方法之一，在中國醫療保健事業中佔有重要地位，是人民和醫療工作者在長期實踐中創造和發展起來的，是一種經濟簡便、安全可靠，無副作用，適應性廣、療效顯著、深受人民群眾歡迎的療法。

　　為了繼承和進一步推廣、普及拔罐療法，編著者根據多年的研究成果和實踐經驗，在參考大量有關資料的基礎上，用圖文並舉的方式，在總論中對拔罐的發展概況、治療機理、拔罐的種類、常用材料的準備、拔罐的方法、常用的體位、拔罐療法的適應範圍與禁忌證及罐斑的臨床意義與注意事項做了細緻介紹，簡明、通俗、實用；在各論理，對內科、外科、婦科、兒科、五官科、皮膚科102種常見病症，從概述、選穴、取穴、拔法、禁忌五個方面進行了詳細介紹。讀之即懂，懂之即會，會之能用，用之見效。

　　故本書是一本較為理想的自學拔罐療法教科書，是一本醫務工作者和拔罐愛好者的參考書，也是現代家庭特別是農家應備的實用書。

　　為了縮短篇幅，本書所引用書目及資料均未註明出處，在此向有關著者表示衷心感謝！

由於時間倉促，編著者經驗不足，水平有限，書中不足之處在所難免，敬希讀者提出寶貴意見。

編著者

目　錄

○傳統民俗療法③

13

□神奇拔罐療法　目錄

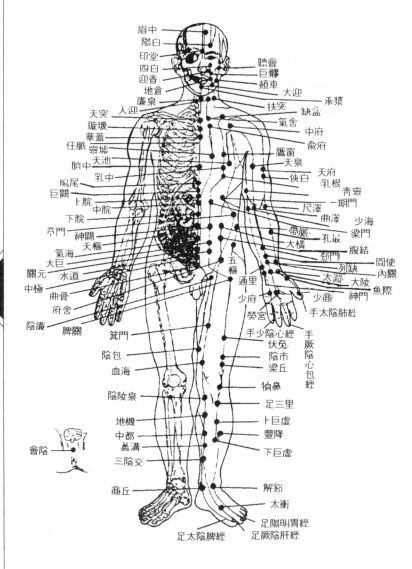

眉中
陽白
印堂
四白
迎香
地倉
廉泉
天突
璇璣
華蓋
紫宮
膻中　天池
鳩尾
巨闕
上脘
中脘
下脘
帝門　神闕
氣海　天樞
大巨
關元　水道
中極
曲骨
府舍
陰廉　脾關
箕門
陰包
血海
陰陵泉
地機
中都　蠡溝
三陰交
會陰
商丘

任脈
人迎

聽會
巨髎
頰車
大迎
扶突　承漿
缺盆
氣舍
中府
俞府
膺窗
天泉
天府
俠白　乳根
青靈　期門
尺澤
曲澤　少海
帶脈　梁門
孔最　大橫
腹結
郄門
五樞　列缺　間使
太淵　內關
大陵　魚際
神門
少商
手太陰肺經
手厥陰心包經

通里
少府
勞宮
手少陰心經
伏兔
陰市
梁丘
犢鼻
足三里
上巨虛
豐隆
下巨虛

解谿
太衝
足陽明胃經
足厥陰肝經
足太陰脾經

常用經、穴圖（正面）

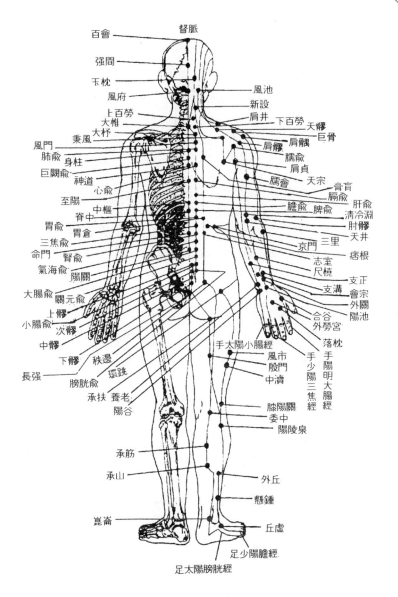

百會
督脈
强間
玉枕
風府
風池
新設
肩井
上百勞
下百勞
天髎
大椎
大杼
巨骨
秉風
肩髎
肩髃
風門
肺俞
臑俞
巨闕俞
身柱
肩貞
神道
臑會
天宗
心俞
膏肓
至陽
膈俞
中樞
肝俞
膽俞
脾俞
胃俞
清冷淵
脊中
肘髎
三焦俞
胃倉
天井
命門
腎俞
京門
三里
氣海俞
陽關
痔根
志室
大腸俞
關元俞
尺橈
支正
小腸俞
上髎
會宗
中髎
次髎
支溝
長強
下髎
秩邊
外關
陽池
膀胱俞
環跳
合谷
外勞宮
承扶
養老
落枕
陽谷
手太陽小腸經
手陽明大腸經
風市
殷門
中瀆
手少陽三焦經
膝陽關
委中
陽陵泉
承筋
外丘
承山
懸鍾
崑崙
丘虛
足少陽膽經
足太陽膀胱經

常用經、穴圖（背面）

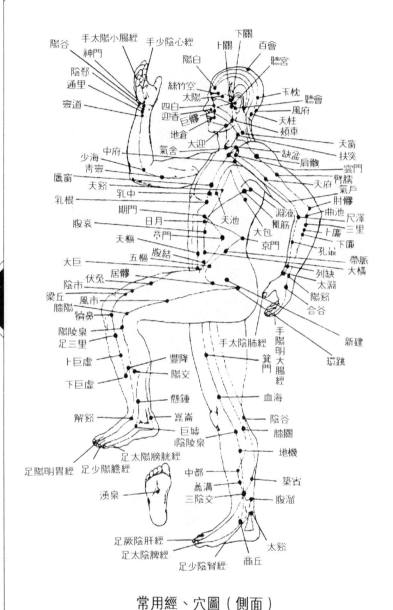

陽谷　手太陽小腸經　手少陰心經　下關　百會
神門　　　　　　　陽白　　　　　聽宮
陰郄　　　　絲竹空　　　　　　玉枕　聽會
通里　　　太陽　　　　　　　風府
靈道　　四白　巨髎　　　　天柱
　　　迎香　　　　　　頰車
　　　地倉　　　　　天窗
中府　氣舍　大迎　　缺盆　扶突
少海　青靈　　　　　肩髃　雲門
鷹窗　　　　　　　　天府　臂臑
天谿　乳中　　　　　　　氣戶
乳根　　　期門　　　淵液　肘髎
腹哀　日月　天池　輒筋　曲池
　　　亭門　　　大包　尺澤
天樞　　　　京門　　三里
腹結　五樞　　　　　孔最　下廉
大巨　　　　　　　　　帶脈
陰市　伏兔　居髎　　　列缺　大橫
梁丘　　　　　　　　太淵
膝陽　風市　　　　　陽谿
　犢鼻　　　　　　　合谷
陽陵泉　　　　　手陽明大腸經　新建
足三里　　　　　手太陰肺經　環跳
上巨虛　豐隆　　箕門
下巨虛　陽交　　　　血海
懸鍾　　　　　陰谷
解谿　崑崙　　　膝關
　　巨墟　　　地機
　　陰陵泉
足太陽膀胱經　築賓
足陽明胃經　足少陽膽經　中都　腹溜
湧泉　　　蠡溝　　太谿
　　　三陰交
足厥陰肝經　　　　商丘
足太陰脾經
足少陰腎經

常用經、穴圖（側面）

第一章

總　論

第一節　概述

　　拔罐療法古稱角法、角吸法、筒術、拔筒、火罐等。它是利用罐狀器具，借用燃燒或溫熱或排擠或外抽等方法的作用，減少罐內空氣，使其形成負壓後，吸附於人體表面的一定部位或穴位上，產生刺激，造成充血或瘀血現象，以達到治療作用的一種物理療法。其特點是，方法簡便，易於操作，療效顯著，適應範圍廣，無創傷、無痛苦、無副作用、安全可靠。具家庭保健、療疾的理想方法。

　　．拔罐是我國古老的一種傳統醫療方法，是中醫學的重要組成部分，有著悠久的歷史。早在先秦古醫帛書《五十二病方》中就有了文字記載。其後晉代醫家葛洪在其《肘後備急方》中，有用製成罐狀的獸角拔膿血以治療瘡瘍膿腫的記述。這表明拔罐已開始用於少數的外科疾病的治療。

唐代王燾在《外台秘要》中記載：「患㿉殗等病……即以墨點上記之。取三指大青竹筒，長寸許，一頭留節，無節頭削令薄似劍。煮此筒子數沸，及熱出筒，籠墨點處按之；良久，以刀彈破所角處；又煮筒子重角之，當出黃白赤水，次有膿，亦有蟲出者。數數如此角之，令惡物出盡，乃即除，當目明身輕也。」說明當時拔罐療法的器具有了新的改進，由過去的獸角改為竹筒，並出現了煮筒的水筒法，使拔罐拔法有了發展。

《蘇沈良方》上有宋代用火筒法治療久咳的記載，這表明拔罐療法的適應症已擴大到內科疾病。

明代的《外科啟玄》中，有取竹筒一頭留節削去青皮，「隨瘡瘍大小用之」，「藥煮熱竹筒一個，安在瘡口上，血膿水滿，竹筒自落……如膿多未盡，再煮一二遍竹筒更換吸，膿盡為度」的記載，這表明當時的拔罐技術又有新發展，由過去的火筒、水煮筒發展到了藥煮筒。

清代的《醫宗金鑒》專門載有先針刺繼用中藥煮罐後拔之的針藥筒療法。《理瀹駢文》載有用針藥筒治療黃疸與風疾。《本草綱目拾遺》，已將此法用於風寒、頭痛、眩暈、風痺、腹痛等，而當時已有專門燒製的火罐，並售於市。這說明清代的拔罐療法在器具、拔法及適應範圍各個方面均有進一步發展。不僅有專製的特定火罐，形成了商品，而且產生了針藥罐，在內科疾病中也得到了廣泛應用。這也足以證明當時拔罐療法在醫界

和民間的普及已達到相當的程度。

中華人民共和國成立後，中醫藥學出現了嶄新的面貌，拔罐療法也獲得了蓬勃發展，日益受到人們的重視。拔罐療法經過廣大醫務工作者、專家、學者的挖掘、整理、總結、提高，不斷改進完善，現已形成獨特的科學治療體系。

首先在器具方面有所創新，由古代的獸角、竹筒、陶罐發展為目前常用的金屬罐、玻璃罐、橡膠罐、塑料罐、有機玻璃罐，以及電、真空、磁、紅外線拔罐等。在拔罐方式上也有很大發展，由水煮排氣、燃火排氣發展到擠壓排氣、抽氣筒排氣及電動抽氣等。在拔罐操作方法上也有很大改進，從過去的單罐法、多罐法、留拔法發展到閃罐法、走罐法、溫罐法、指罐法、針罐法、血罐法等。在臨床應用上也有擴展，從吸拔膿血發展到治療內科、外科、婦科、兒科、五官科等各科的百多種疾病。

拔罐療法不僅在我國深受群眾的喜愛，而且在國外也得到廣泛應用 。日本稱拔罐療法為真空「淨血法」；前蘇聯稱為「瘀血療法」；法國稱為「杯術」；非洲仍用「角法」。

拔罐療法的獨特作用，越來越受到國際醫務界的重視和人們的喜愛，許多國家都已開展對這方面的研究工作。古老的拔罐療法，正在為人類的醫療保健事業作出新的貢獻。

第二節　拔罐療法的治療機理

　　拔罐療法的治病機理，可以從中醫學與現代醫學兩種角度來解說。

　　中醫認為拔罐可以開泄腠理、扶正袪邪。疾病是由致病因素引起機體陰陽的偏盛偏衰，人體氣機升降失常，臟腑氣血功能紊亂所致。當人體受到風、寒、暑、濕、燥、火、毒、外傷的侵襲或內傷情志後，即可導致臟腑功能失調，產生病理產物，如淤血、氣鬱、痰涎、宿食、水濁、邪火等，這些病理產物又是致病因子，通過經絡和腧穴走竄機體，逆亂氣機，滯留臟腑；淤阻經脈，最後導致種種病症。

　　而通過拔罐，拔罐產生的真空負壓有一種較強的吸拔之力，其吸拔力作用在經絡穴位上，可將毛孔吸開並使皮膚充血，使體內的病理產物如淤血、氣鬱、痰涎、宿食、水濁、邪火、邪氣、邪毒、惡物等致病因子從皮膚毛孔中吸出體外，從而使經絡氣血得以疏通，使臟腑功能得以調整，達到防治疾病的目的。

　　中醫認為拔罐可以疏通經絡，調整氣血。經絡有「行氣血，營陰陽，濡筋骨，利關節」的生理功能，如經絡不通則經氣不暢，經血滯行，可出現皮、肉、筋、脈及關節失養而萎縮、不利，或血脈不榮，六腑不運等。通過拔罐對皮膚、毛孔、經絡、穴位的吸拔作用，

可以引導營衛之氣始行輸布，鼓動經脈氣血，濡養臟腑組織器官，溫煦皮毛，同時使虛衰的臟腑機能得以振奮，鼓舞正氣，加強驅除風、寒、痰、濕、瘀血、火熱、膿毒等各種病邪之力，暢通經絡，調整機體的陰陽平衡，使氣血得以調整，從而達到健身袪病療疾的目的。

現代醫學認為，拔罐治療時罐內形成的負壓作用，使局部毛細血管充血甚至破裂，紅細胞破裂，表皮淤血，出現自家溶血現象，隨即產生一種組胺和類組胺的物質，隨體液周流全身，刺激各個器官，增強其功能活動，能提高機體的抵抗力。

現代醫學認為，拔罐負壓的刺激，能使局部血管擴張，促進局部血液循環，改善充血狀態，加強新陳代謝，改變局部組織營養狀態，增強血管壁通透性及白細胞吞噬活動，增強機體體能及人體免疫能力。

現代醫學認為，拔罐內壓對局部部位的吸拔，能加速血液及淋巴液循環，促進胃腸蠕動，改善消化功能，促進、加快肌肉和臟器對代謝產物的消除排泄。

現代醫學還認為，拔罐療法的機械刺激可通過皮膚感受器和血管感受器的反射途徑傳導至中樞神經系統，可調節神經興奮與抑制過程，使之趨於平衡。

第三節　拔罐的種類

拔罐的種類很多，現將家庭常用的幾種介紹如下：

一、角製拔罐

用牛角或羊角加工製成。用鋸在角頂尖端實心處鋸去尖頂，實心部分仍需留 1～2cm，不可鋸透，作為罐底。口端用鋸鋸齊平，打磨光滑。長約 10cm，罐口直徑分為 6cm、5cm、4cm 三種（圖 1-1）。其優點是經久耐用。

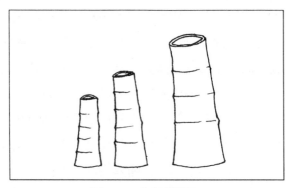

圖 1-1　牛角拔罐

二、竹製拔罐

用直徑 3～5cm 的堅實成熟的竹，按節截斷，一端留節作底，一端去節作口，罐口打磨光滑，周圍削去老皮，做成中間略粗、兩端稍細，形如腰鼓的竹罐。長約

10cm，罐口直徑分為 5cm、4cm、3cm 三種（圖 1-2）。
其優點是輕便、廉價、不易破碎；缺點是易燥裂漏氣，
吸附力不強，不易觀察皮膚的變化。

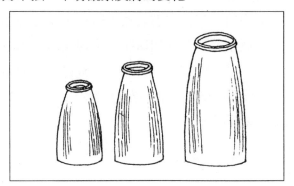

圖 1－2

三、陶製拔罐

由陶土燒製而成的，形如石臼，罐口平滑，鼓肚，
口底稍細，分為大、中、小三種型號（圖 1-3）。其優
點是吸力強；缺點是易破碎，不易觀察皮膚的變化。

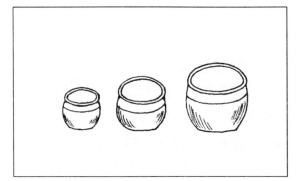

圖 1－3

四、玻璃拔罐

玻璃拔罐是目前家庭最常用的拔罐，各大醫療用品商店均有出售。它是由玻璃加工製成，一般分為大、中、小三個型號。其形如球狀，下端開口，小口大肚（圖1-4）。其優點是罐口光滑，質地透明，使用時可觀察到拔罐部位皮膚充血、淤血程度，便於掌握情況；缺點是易摔碎損壞。

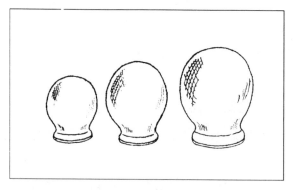

圖1–4

五、擠氣拔罐

擠氣拔罐常見的有組合式和組裝式兩種。組合式是由玻璃喇叭筒的細頭端套一橡皮球囊構成；組裝式是裝有開關的橡皮囊和橡皮管與玻璃或透明工程塑料罐連接而成（圖1-5）。其優點是不用點火，不會燙傷，使用安全，方法簡便，罐口光滑，便於觀察。

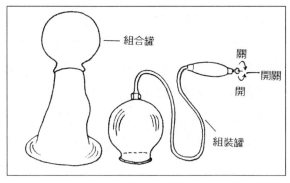

圖 1-5

六、抽氣拔罐

抽氣拔罐常用青、鏈霉素藥瓶，將瓶底磨掉製成平滑的罐口，瓶口處的橡皮塞應保持完整，留作抽氣用；醫療用品商店也有出售成品真空槍抽氣罐，它是有機玻璃或透明工程塑料製成，形如吊鐘，上置活塞便於抽氣（圖1-6）。其優點是不用點火，不會燙傷，使用安全，可隨意調節罐內負壓，控制吸力，便於觀察等。它

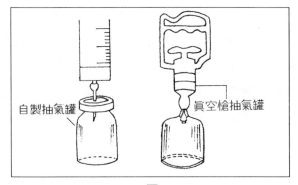

圖 1-6

是家庭最適用的抽氣拔罐。

　　此外，在臨床應用中還有銅罐、鐵罐，但由於傳熱快、易燙傷皮膚，目前很少使用。在民間，我們還可以看到一些醫生和群眾用罐頭瓶、茶杯、酒杯、廣口瓶、小碗、藥瓶等代替拔罐。其效果一樣較為理想。由於這些代用器具取材容易，操作簡便，所以常被群眾所採用。

第四節　拔罐常用材料的準備

　　拔罐前，除了根據病情選用所需的罐具外，還要準備一些燃料、棉球、潤滑劑、針具等。

一、燃料

(一) 酒精

　　火罐是以火熱作為排氣手段的。因此在拔罐時常選用濃度為 75%～95%的酒精，無酒精時也可用高度數的白酒代用。酒精作為燃料的特點是熱能高、火力旺，能迅速燃耗罐內空氣，故負壓大、吸拔力強，當蓋罐後火便速滅，不易燙傷皮膚。

(二) 紙片

　　紙片是拔罐較為常用的燃料，在應用中應選擇質薄

易燃紙，不宜選用厚硬及帶色紙，因其燃點低，熱力不夠，影響排氣，如有不慎，還會出現結炭墜落而燙傷皮膚之事，故一般不宜選用。

二、消毒清潔用品

酒精脫脂棉球，是常用的消毒清潔用品，術前用以清潔皮膚、清毒罐具，拔罐時用以燃火、排氣。另外還需備些紗布、醫用膠布、燙傷藥膏等，以作失誤燙傷皮膚應急之用。

三、潤滑劑

潤滑劑是在治療前塗在施術部位和罐口的一種油劑，以加強皮膚與罐口的密接度，保持罐具吸力。一般常選用凡士林、石蠟油、植物油等做潤滑劑。有時用走罐以提高治療效果時，還需選用具有藥性的油劑，如紅花油、松節油、按摩乳等，以增強活血功能。使用潤滑劑不僅能提高治療效果，還有保護皮膚避免燙傷的作用。

四、針具

在拔罐治療時，有時需用針罐、刺血罐、抽氣罐，所以需要備針灸毫針、三棱針、皮膚針、注射器、針頭等（圖1-7）。

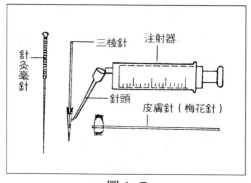

針灸毫針　三棱針　注射器

針頭

皮膚針（梅花針）

圖 1-7

第五節　常用拔罐法

在拔罐療法中，常用的罐法有火罐法、水罐法、藥罐法、擠氣罐法、抽氣罐、針罐法、留罐法、走罐法、閃罐法、起罐法等。

一、火罐法

火罐是一種較為常用的拔罐法。它是用點火燃燒的方法排除罐內空氣、形成負壓，以吸附於體表部位及穴位上的拔罐方法。

(一) 投火法

一手持罐，另一手持軟質紙片，紙片點燃後在燒去3cm 左右時投入罐中，不等紙片完全燒盡，迅速將罐扣在應拔部位上（圖1-8）。此法多用於側面橫拔位。

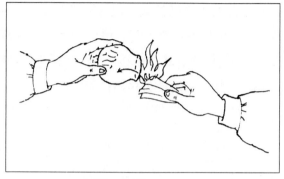

圖　1-8

(二) 貼棉法

　　將指甲大的脫脂棉塊向四周拉成薄棉片，沾上酒精，貼於罐內中段，一手持罐，一手持火柴，點燃酒精棉片後，迅速扣在應拔部位上（圖1-9）。此法多用於側面橫拔體位。

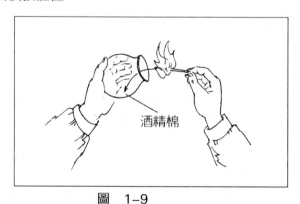

酒精棉

圖　1-9

(三) 滴酒法

在罐底部滴入酒精數滴，保持罐口向上，一手持罐將罐橫放，旋轉 1～4 周，使酒精均勻地沾附在罐內壁上，另一手持火柴點燃酒精後，迅速扣在應拔部位上（圖 1-10）。此法適用於各種體位。

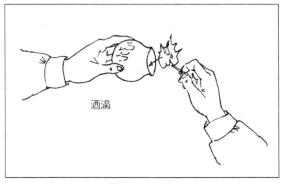

酒滴

圖 1-10

（四）閃火法

用一根長約 10cm，直徑為 0.2～0.3cm 粗細的木、竹、鐵棒，一頭纏繞上脫脂棉球成為小鼓槌狀，沾上酒精，一手持棒端點燃棉球，另一手持罐，將點燃的棉球伸入罐內旋轉片刻，迅速抽出棉球扡，，將罐扣在應拔的部位上（圖 1-11）。此法適用於各種體位。

二、水罐法

水罐法是指拔罐時配合用水的拔罐方法。根據用水的方式不同，可分為貯水罐法、水煮罐法和水蒸氣罐法三種。貯水罐多用抽氣罐。水煮罐或水蒸氣罐宜用竹

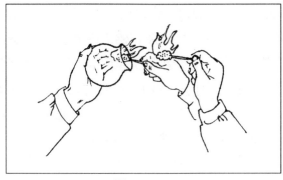

圖 1-11

製罐。

(一) 貯水罐法

在自製的注射器抽氣罐內裝入 1／3 的溫水後，將罐緊壓在應拔部位上，按抽氣罐排氣法將罐口吸拔住（圖1-12）。此法比較適宜側面體位。

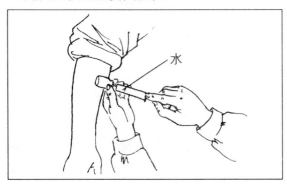

水

圖 1-12

(二) 水煮罐法

　　此法多選用竹罐，它是用沸水煮罐以形成罐內負壓的排氣方法。先將竹罐放在沸水內煮2～3分鐘，再用筷子將罐夾出，注意使罐口朝下，甩去水液並迅速用折疊的消毒濕毛巾捂一罐口，以吸去水液，降低罐口溫度，並保持罐內熱氣，然後迅速將竹罐扣在應拔部位上，扣罐後，手持竹罐按住皮膚約半分鐘，使之吸牢（圖1-13）。此法適用於各種體位。

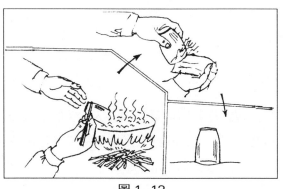

圖1-13

(三) 水蒸氣罐法

　　是用水蒸氣薰蒸罐具排出罐內氣體的方法。先將水在壺內煮沸，當水蒸氣從壺嘴或套在壺嘴上的皮管內大量噴出時，將噴氣管口插入罐口內噴氣2～3秒鐘，隨即取下噴氣管，迅速將罐扣在應拔部位上。扣罐後，手持竹罐按住皮膚約半分鐘，使之吸牢（圖1-14）。此法適用於各種體位。

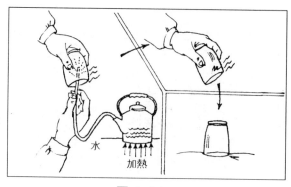

圖 1-14

三、藥罐法

藥罐法多採用竹罐,常用的有藥煮罐法、藥物蒸氣罐法、貯藥罐法、塗敷藥法、藥墊罐法等。

(一) 藥煮罐法

將選好的藥物裝入布袋內,放入鍋內加水煮沸一段時間,再將竹罐放入藥液中煮2～3分鐘,然後用筷子將罐夾出,罐口須朝下,甩去藥液,迅速用折疊的消毒濕毛巾捂一下罐口,以便吸去水滴,降低罐口溫度和保持罐內熱氣,趁罐內充滿藥蒸氣時扣在應拔部位上,扣罐後,手持竹罐按住皮膚約半分鐘,使之吸牢(圖1-15)。

(二) 藥物蒸氣罐法

將選好的藥物裝入布袋內,放入壺中加水煮沸一段

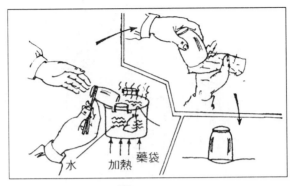

圖 1–15

時間，當藥蒸氣從壺嘴上的皮管口大量噴出時，將噴氣頭插入竹罐口內噴氣 2～3 秒鐘後，隨即抽出皮管，迅速將竹罐扣在應拔部位上。扣罐後，應手持罐具按壓約半分鐘，使之吸牢（圖 1-16）。

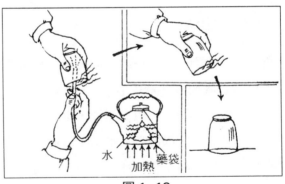

圖 1–16

(三) 貯藥罐法

　　可選用玻璃罐或陶瓷罐，裝入 1/3 的藥液，將紙片或小塊酒精脫脂棉放在瓶口處點燃，在火焰旺盛時投入

罐內，並迅速將罐扣在應拔部位上（圖1-17）。此法適用於側位。

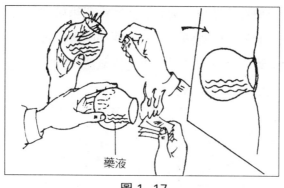

藥液

圖1-17

㈣ 塗敷藥罐法

這是一種拔罐前後或拔罐時在應拔部位塗敷藥乳、藥酒、藥糊、藥膏等的拔罐方法。排氣方法可用火力排氣、抽氣排氣、擠壓排氣法（圖1-18）。

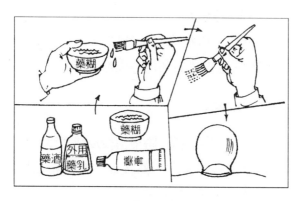

藥糊

藥酒 外用藥乳 藥糊 藥膏

圖1-18

㈤ 藥墊罐法

用藥液或藥酒、藥油等與麵粉或麵粉中加入藥粉製成含藥的較薄的麵餅作墊，把藥墊貼敷在被拔部位上，然後拔罐。排氣方法可用火力排氣法、抽氣排氣法、擠壓排氣法等（圖 1-19）。

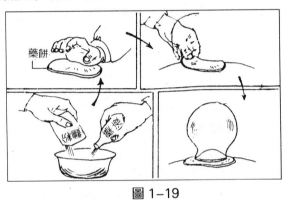

藥餅

圖 1-19

四、擠氣罐法

擠氣罐法是擠壓橡皮排氣球排氣，使罐內形成負壓，以使罐吸附於體表部位的拔罐方法。

㈠ 組合罐法

用拇、食、中三指，將罐頂橡皮球擠壓扁後，把罐口緊扣壓在應拔部位上，然後拇、食、中三指鬆開皮球，罐即吸牢（圖 1-20）。

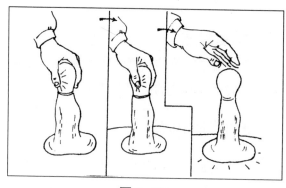

圖 1-20

(二) 組裝罐法

一手將罐口緊扣壓在應拔部位上，另一手不斷擠壓排氣球，達到所需負壓時停止擠壓。橡皮球尾部若安裝有開關旋鈕時，排氣前要打開旋鈕，達到所需負壓時再關閉旋鈕（圖1-21）。

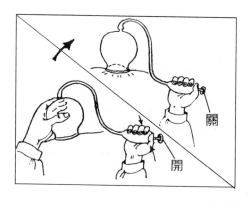

關

開

圖 1-21

五、抽氣罐法

抽氣排氣是用抽氣器具將罐內空氣抽出形成負壓，以使罐吸附於體表部位的拔罐方法。

(一) 注射器抽氣罐法

將去底的青黴素瓶底口扣在應拔部位，用注射器從橡皮塞處刺入，抽出瓶內空氣，使瓶內形成負壓，罐即可吸拔住（圖1-22）。

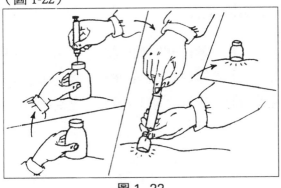

圖1-22

(二)真空槍抽氣罐法

把真空槍嘴插在罐頂活塞上端，將罐扣在應拔部位上，輕拉真空槍拉柄抽氣，使罐內形成負壓，罐即可吸附在應拔部位上。然後將真空槍與罐分離（圖1-23）。

六、針罐法

針罐是指在拔罐前後配合針刺療法。本法具有針刺

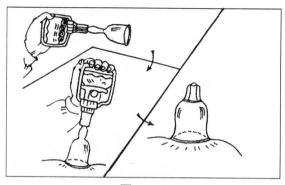

圖 1-23

與拔罐的雙重治療作用。針罐法常用的有：出針罐法、留針罐法和刺絡罐法等。

(一) 出針罐法

在有關穴位上針刺「得氣」後，再持續快速行針，然後出針，不按壓針孔，立即在出針的穴位上拔罐，並吸出少許血液或組織液（圖 1-24）。

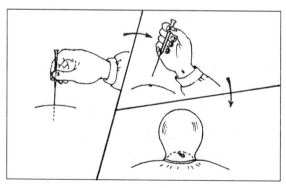

圖 1-24

㈡ 留針罐法

在有關穴位上針刺「得氣」後，留針，再用拔罐扣在留針的穴位上，把針罩住，起罐後，才出針（圖1-25）。

本法選用針規格要適度，進針到合適的深度後，留在皮面上的針桿長度要小於罐腔的高度，否則易將針柄壓彎及發生疼痛。

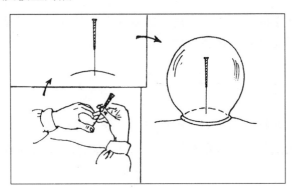

圖1-25

㈢ 刺絡罐法

用三棱針、梅花針、注射針或縫衣針刺破穴位、病灶部表皮顯露的小血管，使之出血或出膿，然後立即將拔罐扣在其上，並留罐，留罐時間長短按不同需要和病症出血的量而定（圖1-26）。

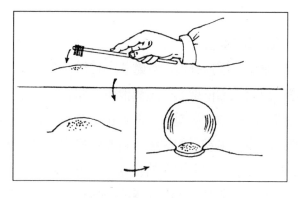

圖 1-26

七、留罐法

留罐法又稱為坐罐法，指罐吸拔部位後留置一段時間的拔罐方法。留置時間一般為 3～15 分鐘（圖 1-27）。

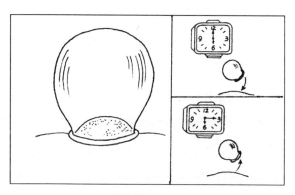

圖 1-27

八、走罐法

　　走罐法又稱推罐法、行罐法、移罐法等。操作前先在罐口或吸拔部位塗上一層潤滑劑，如石蠟、凡士林或風油精、紅花油、風濕油、消炎止痛膏、藥酒等，便於滑動。吸拔後用左手按住罐具前部位皮膚，右手握住罐底平推，作前後左右方向的移動，也可做環形旋轉移動（圖1-28）。常用於治療麻痺、神經痛等。

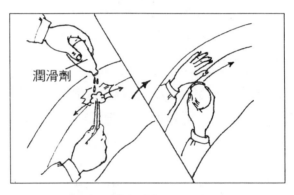

潤滑劑

圖1-28

九、閃罐法

　　閃罐法指罐吸拔在應拔部位後隨即取下，反覆操作至皮膚潮紅時為止的拔罐方法。若連續吸拔 20 次左右，又稱連續閃罐法（圖1-29）。此法的興奮作用較強，適用於肌肉痿弱、局部麻木或機能減退的虛弱病症。

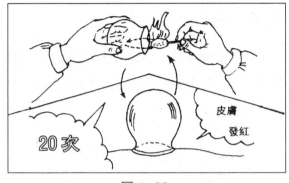

皮膚
發紅

20次

圖 1-29

十、起罐法

(一) 一般罐的起法

起罐時，一手抓住罐具向一側傾斜，另一手拇指按住罐口側的皮膚，使罐口與皮膚之間形成空隙，空氣進入罐內，側罐自落（圖1-30）。不可硬拉或旋轉罐具，以免損傷皮膚。

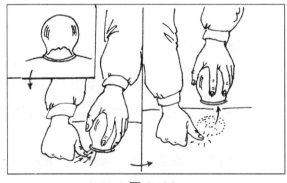

圖 1-30

(二) 擠氣罐的起法

用手指擠壓橡皮球，向罐內注入空氣則罐具脫落，帶有氣門的，可打開氣門使空氣進入罐內則罐具便可脫落（圖1-31）。

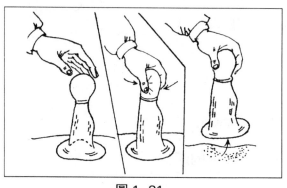

圖 1–31

(三) 水罐和藥水罐的起法

若應拔部位呈水平面時，應先將拔罐部位調整為側位再起罐（圖1-32）。

(四) 多罐的起法

在拔多個罐時，應按順序先上後下起罐（圖1-33）。這樣起罐可防止發生頭暈腦脹、噁心嘔吐等不良反應。

註：火罐法、水罐法、擠氣罐法、抽氣罐法均為單純罐法；藥罐法、針罐法為複合罐法。

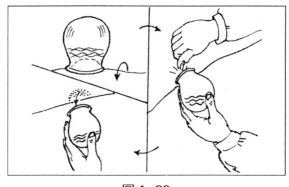

圖 1-32

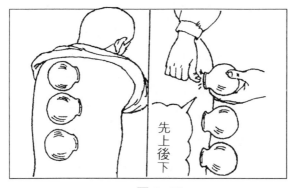

先上後下

圖 1-33

第六節　拔罐常用的體位

　　為了使患者在治療中體位舒適，便於施術者進行操作，使被拔部位暴露，，在拔罐前必須選擇好適當的體位。其常用的體位有以下四種：

一、坐立位

坐立於木凳上，暴露後頸及背部，有利於吸拔頸肩、腰背、脊椎兩側及大腿前上側膝部等部位（圖1-34）。

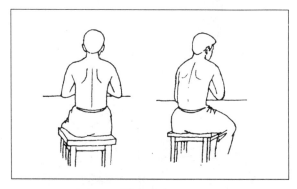

圖 1–34

二、俯臥位

背面而臥，或頭轉向一側或向下，下墊枕頭，上肢自然置於軀幹兩旁，肌肉放鬆，呼吸自然，暴露背部、下肢，有利於吸拔腰背、脊椎兩側及下肢後側等部位（圖1-35）。

三、側臥位

側臥位可根據治療需要，將兩下肢均屈曲或一腿屈曲，另一腿伸直。有利於吸拔胸脅、髖和下肢內外側等部位（圖1-36）。

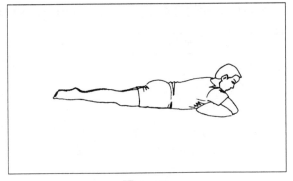

圖 1-35

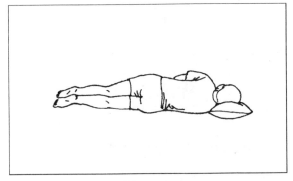

圖 1-36

四、仰臥位

　　仰面而臥，頭下墊枕，下肢平伸或膝下墊枕，上肢自然置於軀幹兩旁，或屈肘置於頭部兩側，肌肉放鬆，暴露胸、腹部及上、下肢前內側，有利於吸拔前胸、腹部、上肢、下肢前側等部位（圖1-37）。

　　如果在治療過程中患者要求變動體位，施術者要扶

穩罐子，並協助緩慢變動體位。但在施用留針罐術時，不可變動體位，以免發生不適。

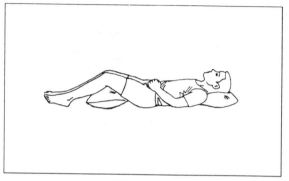

圖 1–37

第七節　拔罐療法適應範圍與禁忌證

一、拔罐療法的適應範圍

拔罐療法在臨床應用十分廣泛，它可以運用於臨床的內、外、婦、兒、五官、皮膚、骨等各科。如消化系統、循環系統、呼吸系統、運動系統、神經血管等疾病。

(一) 內科疾病

如感冒、咳嗽、哮喘、嘔吐、泄瀉、高血壓、糖尿病、胃炎、便秘、顏面神經麻痺、中風後遺症、失眠等。

㈡ 外科疾病

如癰、疔瘡、癤、丹毒、痔瘡、落枕、頸椎病、肩周炎、急性腰扭傷等。

㈢ 婦科疾病

如經痛、閉經、盆腔炎、帶下病、惡露不絕、急性乳腺炎、絕經期綜合徵等。

㈣ 兒科疾病

如小兒高熱、小兒肺炎、百日咳、腮腺炎、小兒疳積、小兒消化不良、小兒遺尿症等。

㈤ 五官科疾病

如結膜炎、青光眼、鼻炎、鼻出血、咽炎、扁桃體炎、牙痛等。

㈥ 皮膚科疾病

濕疹、痤瘡、蕁麻疹、帶狀疱疹等。

㈦ 骨科疾病

如軟骨炎、強直性脊柱炎、腰椎間盤突出症、腰椎關節紊亂症、腰椎肥大性脊柱炎等。

二、禁忌證

雖然拔罐療法在臨床上的應用十分廣泛，但是與任何一種療法一樣，也有它的侷限性，拔罐療法的禁忌證如下：

㈠ 凡危重病，如急性傳染病，重症心臟病等忌用此法治療。

㈡ 有出血傾向的疾病，忌用此法治療。

㈢ 年老體弱、空腹、妊娠婦女的腹部不宜用此法治療。

第八節　不同罐斑的臨床意義

拔罐療法，利用罐具通過排氣產生負壓吸拔於體表後，皮膚對這種刺激產生各種各樣的反應，主要是顏色與形態的變化，我們把這種變化稱為「罐斑」。常見的罐斑有潮紅、紫紅或紫黑色淤斑，小點狀紫紅色的疹子，同時還常伴有不同程度的熱痛感。皮膚的這些變化屬於拔罐療法的治療效應，可持續一至數天。

拔罐後，罐斑如顯水疱、水腫和水氣狀，表明患者濕盛或因感受潮濕而致病。有時拔後水泡色呈血紅或黑紅，表明久病濕夾血瘀的病理反應。罐斑出現深紅、紫黑或丹痧現象，觸之微痛，兼見身體發熱者，表明患者有熱毒證。如罐斑出現紫紅或紫黑色，無丹痧和發熱現

象，表明患者有淤血症。罐斑無皮色變化，觸之不溫，多表明患者有虛寒症。罐斑如出現微癢或出現皮文，多表明患者患有風症。一般說來，無病者多無明顯罐斑變化。

第九節　拔罐療法的注意事項

一、術前注意事項

㈠ 拔罐治療室要寬敞明亮，空氣流通新鮮，室溫適宜，並注意保暖，勿使患者感受風寒外邪，導致病情加重。

㈡ 患者要取舒適的體位，充分暴露應拔部位，並做好消毒工作，防止交叉感染。

㈢ 應根據不同部位，選擇不同口徑的罐具，注意選擇肌肉豐滿、富有彈性、沒有毛髮和骨骼凹凸的部位。拔罐前要囑患者不要移動體位，以免罐具脫落。

㈣ 勿在病人過飢、過飽及過度緊張的情況下施行拔罐。要嚴格掌握禁忌證。

二、術中注事意項

㈠ 拔罐手法要純熟，動作要快、準、穩。

㈡ 若拔罐數目多，罐具間的距離不宜太近，以免罐具牽拉皮膚產生疼痛或因罐具互相擠壓而脫落。

㈢ 拔罐期間注意詢問患者的感覺，觀察患者的局部和全身反應。患者感覺拔罐部位發熱、發緊、發酸、涼氣外出、溫暖舒適、思眠入睡，為正常得氣現象；若感覺緊、痛較明顯或灼熱，應及時取下罐具重拔；拔罐後無感覺，為吸拔力不足，應重拔。

㈣ 拔罐期間患者若有暈罐徵兆，如出現頭暈、噁心、面色蒼白、四肢厥冷、呼吸急促、脈細數等症狀時，應及時取下罐具，使患者平臥，取頭低腳高位。輕者喝些開水，靜臥片刻，即可恢復；重者掐按百會、人中、少商、合谷等穴，或針灸關元、氣海、百會等穴，一般可以恢復。

三、術後注意事項

㈠ 拔罐後，患者需要休息片刻，適量飲用溫開水或薑湯，不能急躁動怒，憂思沈鬱，並禁食生冷、油膩食物。

㈡ 起罐後，如出現燙傷，小水泡可不必處理，任其自然吸收；如水泡較大或皮膚有破損，應先用消毒毫針刺破水泡，放出水液，然後塗上龍膽紫即可。

㈢ 起罐後罐斑處皮膚上的紫紺色於幾天內可消失，若有瘙癢，切不可抓破。治療瘡癰時，常會拔出膿血，應預先在罐口周圍填以脫脂棉或紗布，以免起罐時膿血污染衣服、被褥等物品，起罐後擦淨膿血，對傷口進行適當處理。

第二章

各　論

第一節　內科病症

一、感冒

感冒俗稱傷風，一年四季均有發生，但在氣候變化多端、冷熱交替的秋冬之際和冬春之際發病最多。現代醫學認為，普通感冒是由病毒等引起的上呼吸道感染，局部症狀較重、全身症狀輕為其臨床特點；而流行性感冒是由流感病毒引起的一種急性呼吸道傳染病，臨床特點為起病急，全身症狀明顯可有暴發性流行。

中醫學認為，感冒輕者為傷風；重者稱為重傷風或時行感冒。其致病原因是當氣候驟變、冷熱失常或汗出當風時、適值人體疲勞、體虛等正氣低弱情況下，六淫邪氣乘虛侵襲。首先犯肺，而由於肺主呼吸，系喉，開竅於鼻，外合皮毛風邪自口鼻、皮毛而入，客於肺衛，導致表衛調節失司肺氣失宣而出現惡寒、發熱、頭痛、

鼻塞、流涕、咳嗽等症狀。根據其發病原因不同，臨床一般分為風寒、風熱兩大類型。

(一) 風寒型

〔取穴〕（圖 2-1）

大椎：在第七頸椎棘突下凹陷處。

風門：在第二胸椎棘突下，旁開 1.5 寸處。

肺俞：在第三胸椎棘突下，旁開 1.5 寸處。

太陽：在眉梢與目外眦連線中點外開 1 寸處凹陷處。

合谷：位於手背第 1、2 掌骨之間，約平第 2 掌骨橈側的中點。

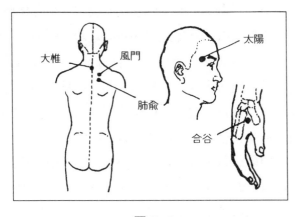

圖 2-1

〔拔法〕

對大椎用三棱針刺血、拔罐，留置 3～10 分鐘；對

風門、肺俞各連續閃罐 10～20 次；對太陽、合谷用小型拔罐，拔罐後各留置 3～15 分鐘。也可配合貯藥罐拔之，每留置 5～20 分鐘。每日施罐 1 次，待病情顯著好轉後，可隔日 1 次。

附方：荊芥 10 克、薄荷 10 克、蘇葉 10 克。

(二)風熱型

〔**取穴**〕(圖 2-2)

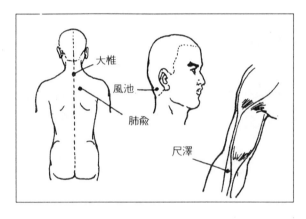

圖 2-2

大椎：在第 7 頸椎棘突下凹陷處。

肺俞：在第 3 胸椎棘突下，旁開 1.5 寸處。

風池：在項後枕骨下兩側，當斜方肌上端與胸鎖乳突肌之間凹陷處。

尺澤：位於肘橫紋上，肱二頭肌腱的橈側緣。

〔**拔法**〕

對大椎、肺俞、風池、尺澤 4 穴，用三棱針點刺出血，拔罐留置 3～15 分鐘。也可用藥水煮罐，用藥煮罐吸拔以上 4 穴，每留罐 3～15 分鐘。還可以配合藥物蒸氣罐配合拔罐留置 5～30 分鐘。每日施治 1 次，待病情顯著好轉時，可隔日 1 次。

附方：

煮罐方：薑活 15 克，獨活 15 克，紫蘇 15 克，艾葉 15 克，菖薄 15 克，白芷 15 克，防風 15 克，當歸 15 克，甘草 15 克，連須大蔥 60 克。

蒸氣方：葛根 50 克，蘇葉 15 克，麻黃 10 克，白芷 10 克，荊芥穗 15 克，防風 15 克。

〔**禁忌**〕忌受風寒。拔罐時，要保持室內溫度，注意保暖，平時要加強身體鍛鍊，提高抵抗力。

二、支氣管炎

支氣管炎是由於氣管和支氣管受細菌或病毒的感染而引起的，也可因物理性、化學性因素，如毒氣、煙霧、灰塵、寒冷空氣等刺激引起發病，或是由於某些傳染病　所產生的合併症。

急性支氣管炎常與感冒、流感等同時發生，主要症狀是咳嗽，轉重的患者可能發燒、無力、胸骨後壓痛、胸悶、氣促等。急性支氣管炎如反覆發作可變成慢性支氣管炎。中醫學認為，急性者，因外邪侵襲肺衛不利，宣發肅降失調所致；慢性者因臟腑損傷，營衛不固，復

感外邪，而使肺的宣肅失常所致。

(一) 急性期

〔**取穴**〕（圖 2-3）

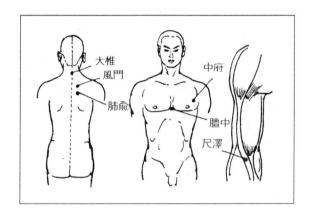

圖 2-3

大椎：在第 7 頸椎棘突下凹陷處。

風門：在第 2 胸椎棘突下，旁開 1.5 寸處。

肺俞：在第 3 胸椎棘突下，旁開 1.5 寸處。

膻中：在胸正中線上、平第 4 肋間隙、兩乳之間。

中府：位於前胸壁外上方，平第 1 肋間隙前正中線旁開 6 寸處。

尺澤：取法見感冒。

〔**拔法**〕

用針點刺大椎、風門、膻中、肺俞、中府、尺澤出血、拔罐，每留罐 3～10 分鐘；或用單純火罐對以上穴

位吸拔，每留罐 5～20 分鐘。也可用敷藥罐法，拔罐留
置各 3～15 分鐘。每日施治 1 次。待病情有顯著好轉時
可隔日治 1 次。

附方：川烏 15 克，草烏 15 克，麻黃 15 克，細辛
15 克，天南星 15 克，白附子 15 克，白芷 15 克，皂角
15 克，川椒 15 克，香油 750 克，黃丹 650 克，冰片 100
克，薄荷腦 3 克。將藥於香油中炸焦去渣，加入黃丹攪
勻，然後加入冰片，薄荷腦攪拌成膏，敷於被拔穴位
上，用罐拔之。

㈡慢性期

〔**取穴**〕（圖 2-4）

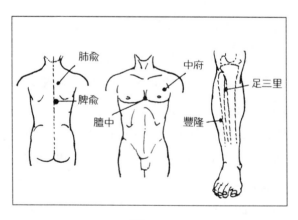

圖 2-4

肺俞：在第 3 胸椎棘突下，旁開 1.5 寸處。

中府：位於前胸壁外上方，平第 1 肋間隙前正中線

旁開 6 寸處。

　　膻中：在胸正中線上，平第 4 肋間隙，兩乳之間。

　　脾俞：在第 11 胸椎棘突下，旁開 1.5 寸處。

　　足三里：脛骨前嵴外一橫指處。

　　豐隆：外踝尖上 8 寸，條口穴外開一橫指，即脛骨前嵴外開二橫指。

〔拔法〕

　　以單純火罐或貯水罐、水煮罐按穴吸拔，每留罐 3～15 分鐘。也可取肺俞、中府、膻中、脾俞，施行刺絡留罐法，每留罐 3～15 分鐘。還可用藥敷罐按穴吸拔，每留罐 3～20 分鐘。每日 1 次，待病情有顯著好轉時，可隔日 1 次。刺絡留罐法可將穴位分成兩組，每次 1 組穴位。

　　附方：豬板油(煉淨)500 克，川貝母 100 克，杏仁 200 克。將川貝母、杏仁其研細粉，與豬板油混合攪勻成膏，敷穴上用罐吸拔。

〔禁忌〕

　　本病急性期，應戒煙，忌食辛辣厚味。慢性期應防止感冒，勞逸適度。

三、支氣管哮喘

　　支氣管哮喘是一種常見的呼吸道過敏性疾病。多由於氣候、化學物質、食物、精神、內分泌或內在炎症等原因的刺激引起支氣管痙攣而出現的陣發性呼氣性呼吸

困難。發作前多數有接觸過敏物質史，如吃生蔥、生蒜、魚、肉或吸入花粉、灰塵等。前趨症有打噴嚏、流清涕、眼結膜充血。發作時胸悶、出汗、喉鳴、呼吸困難、不能仰臥、張口抬肩。發作終了時咳出透明黏液痰。本病可歸屬於中醫學的「哮證」、「喘證」、「痰飲」等病症範疇。其病因病機為宿痰內伏於肺，因外感風寒，飲食不當、情志不暢等誘發而致痰氣交阻、氣道不利、肺氣升降不利而致。

㈠發作期

〔取穴〕（圖 2-5）

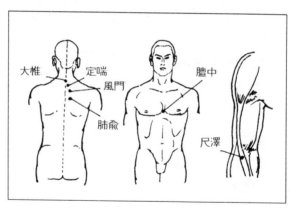

圖 2-5

風門：在第 2 胸椎棘突下，旁開 1.5 寸處。

肺俞：在第 3 胸椎棘突下，旁開 1.5 寸處。

大椎：在第 7 頸椎棘突下凹陷處。

膻中：在胸正中線上，平第4肋間隙，兩乳之間。

尺澤：在肘橫紋中，肱二頭肌腱橈側。

定喘：在第7頸椎棘突旁開0.5～1寸處。

〔拔法〕

取風門、肺俞、大椎、膻中，施以單純火罐或貯藥罐，每罐留置3～15分鐘；定喘穴行閃罐法5～15次；尺澤穴施行刺絡血罐法，留罐3～15分鐘，刺絡罐法與其他所選穴交替吸拔。每日1次，待病情有顯著好轉時，可隔日1次。

附方： 白果15克，款冬花10克，桑白皮15克，麻黃5克，蘇子15克，黃芩6克，杏仁15克，半夏10克，甘草6克。煎液貯於罐中，施以貯藥罐。

(二)緩解期

〔取穴〕（圖2-6）

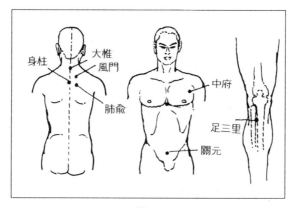

圖2-6

大椎：在第 7 頸椎棘突下凹陷處。

風門：在第 2 胸椎棘突下，旁開 1.5 寸處。

肺俞：在第 3 胸椎棘突下，旁開 1.5 寸處。

身柱：在第 3 胸椎棘突下凹陷處，約與兩側肩胛網高點相平處。

中府：在前胸壁外上方，平第 1 肋間隙，前正中線旁開 6 寸處。

關元：在腹正中線上，臍下 3 寸處。

足三里：外膝眼下 3 寸處。

〔拔法〕

取大椎、風門、肺俞、身柱、中府、關元、足三里進行單純火罐或水罐、水蒸氣罐吸拔，每留罐 3～15 分鐘；也可在以上各穴上塗抹藥膏施以敷藥罐法，每留罐 3～15 分鐘；還可用三棱針點刺大椎、肺俞、身柱、中府、關元、足三里出血，用罐吸拔，每留罐 3～15 分鐘。刺絡罐法可將穴位分成兩組，每次 1 組穴位。每日 1 次，待病情顯著好轉時，可隔日 1 次。

附方：白芥子、細辛、甘遂、吳茱萸、蒼朮、青木香、川芎、雄黃、丁香、肉桂、皂角各等量，紅參用 1/10 量，每 10 克用海龍 1 條，麝香、冰片少許。用時以鮮薑汁調成膏。

〔禁忌〕

本病拔罐治療過程中，忌肥甘厚味，戒煙、酒，節性慾。

四、肺炎

肺炎是肺實質的炎症，可由多種病原體如細菌、真菌、病毒、寄生蟲等引起，放射線、化學物質、過敏因素等也能引起。小兒、青壯年發病較多。常發於冬、春兩季，受寒、疲勞、潮濕易誘發。本病發病急，突然寒顫、發燒、咳嗽、胸痛、呼吸急促，初期咳嗽無痰或只有少量黏痰，繼而咯鐵鏽色痰，後期變成黏液膿性痰，嚴重的會出現煩躁不安，譫語及紫紺。中醫學認為肺炎常因起居不慎、寒溫失調、飲食不節、操勞過度而致邪毒內侵於肺，痰熱壅阻所致。病位在肺，病機為邪犯衛表。

〔取穴〕（圖 2-7）

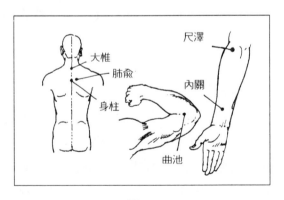

圖 2-7

大椎：在第 7 頸椎棘突下凹陷處。
肺俞：在第 3 胸椎棘突下，旁開 1.5 寸處。

身柱：在第3胸椎棘突下凹陷處，約與兩側肩胛岡高點處相平。

曲池：肘紋橈側端凹陷處。

尺澤：位於肘橫紋上，肱二頭肌腱的橈側緣。

內關：在腕掌橫紋上2寸處，掌長肌腱與橈側腕屈肌腱之間凹陷處。

〔拔法〕

取大椎、肺俞、身柱、曲池、尺澤、內關穴，可選用單純罐進行吸拔，留罐3～15分鐘；也可採用刺絡罐、留針罐法。在穴位上施針，或點刺出血，或留針，再以閃火法，將罐吸拔在穴位上，留罐5～20分鐘。每日施罐1次。待病情顯著好轉後隔日1次。

〔禁忌〕

治療期間應避免受涼，同時注意休息，配合中西藥物治療。

五、肺結核

肺結核俗稱「肺癆」，是由結核桿菌引起的慢性呼吸道傳染病。主要症狀為咳嗽、胸疼、午後發燒、面頰潮紅，重則咯血、盜汗、身體逐漸消瘦。婦女可能有月經延期或閉經。中醫學認為肺癆是由於癆蟲侵蝕肺葉，引起的一種具有傳染性的慢性虛弱性疾病。其病理本質為陰虛，病變主臟在肺，可累及脾腎，甚至傳遍五臟而致五臟虧損。拔罐療法可起到輔助治療作用。

〔**取穴**〕（圖 2-8）

肺俞：取法見肺炎。

膏肓：在第 4 胸椎棘突下，旁開 3 寸處。

胃俞：在第 12 胸椎棘突下，旁開 1.5 寸處。

身柱：取法見肺炎。

中脘：在腹正中線上，臍上 4 寸處、胸骨體下緣與臍連線的中點。

尺澤：取法見肺炎。

曲池：取法見肺炎。

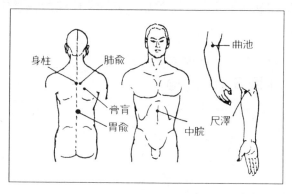

圖 2-8

〔**拔法**〕

　　取以上穴位可選用單純罐進行吸拔，留罐 10～20 分鐘；也可配合出針罐或肺俞至胃俞穴間走罐法治療。出針罐：在各穴針後再拔罐，留置 5～10 分鐘。走罐：在肺俞至胃俞之間推罐 5～10 次。每日 1 次，7 天一個療程，休息 2 天後，再進行第二個療程。

治療期間應禁過勞及房勞，忌食一切辛辣刺激、動火燥熱之品。吐痰入盂，以防傳染。注意按時按量服藥。

六、急性胃炎

急性胃炎是指各種原因所致的急性胃黏膜炎症。常因暴飲暴食或食物污染所致。主要症狀為上腹部不適或疼痛、食慾減退、噁心嘔吐等。此病可歸屬於中醫學的「胃脘痛」、「嘔吐」等病症範疇。中醫認為其病因、病機由外邪犯胃或飲食不慎而致中焦氣機不利，內運失常，胃失和降，濁氣上逆所致。

〔取穴〕（圖2-9）

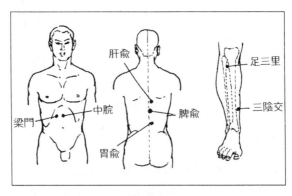

圖2-9

中脘：取法見肺結核。

梁門：在臍上4寸，前正中線旁開2寸處。

肝俞：在第 9 胸椎棘突下，旁開 1.5 寸處。

脾俞：在第 11 胸椎棘突下，旁開 1.5 寸處。

胃俞：取法見肺結核。

足三里：取法見支氣管哮喘。

三陰交：在內踝高點上 3 寸，脛骨內側面後緣處。

〔拔法〕

取足三里、三陰交以單純罐吸拔，留罐 5～15 分鐘；取中脘、梁門、肝俞、脾俞、胃俞用三棱針點刺出血，以出血罐吸拔，留罐 3～15 分鐘。每日 1 次。

〔禁忌〕

治療過程中，禁暴食，忌食生冷不潔食物。不過食肥甘厚味之品。

七、慢性胃炎

慢性胃炎是以胃黏膜的非特異性慢性炎症為主要病理變化的慢性疾病。現代醫學認為其病因與不良的飲食習慣、煙酒過度、口腔、鼻腔和咽部的慢性感染灶的細菌和毒素有關。此外，中樞神經功能失調，自身免疫反應及急性胃炎遷延不癒等，都與慢性胃炎的發病密切相關。其症狀多種多樣，多以上腹部疼痛或上腹部不適及脹悶為主。根據胃黏膜的病理變化，可分為淺表性胃炎、萎縮性胃炎、肥厚性胃炎三種類型。本病歸屬於中醫學的「胃脘痛」範疇。中醫學認為，其病因、病機為飲食所傷，損傷脾胃而致脾不健運，或情志所傷而致肝

氣犯胃。

〔**取穴**〕（圖 2-10）

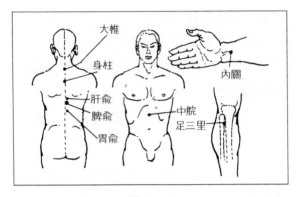

圖 2-10

大椎：取法見感冒。

脾俞：取法見支氣管炎。

胃俞：取去見肺結核。

肝俞：取法見急性胃炎。

身柱：取法見肺炎。

中脘：取法見肺結核。

內關：取法見支氣管炎。

足三里：取法見支氣管炎。

〔**拔法**〕

　　取肝俞、身柱、中脘、內關、足三里用單純罐吸
拔，留罐 5～10 分鐘；取大椎、脾俞、胃俞施行刺絡罐
法，用三棱針點刺穴位出血後用罐拔之，並留罐 5～20
分鐘。單純罐每日 1 次，刺絡罐隔日 1 次。

〔禁忌〕

治療期間，少食辛辣等有刺激性的食物。

八、胃下垂

胃下垂是一種慢性疾病，是比較常見的內臟下垂之一。現代醫學認為胃的正常位置大部分在左季肋部，小部分在上腹部，但因身體虛弱、生育和各種原因，腹部肌肉鬆弛，不能保持正常腹壓，導致胃下垂。其主要症狀為腹脹、飯後加重，伴有腹痛，大便或稀或乾，心悸、乏力、頭暈等。中醫學認為本病症多因脾胃虛弱、中氣下陷所致。因脾胃為後天之本，主運化，主肌肉。脾虛則運化失常，中氣升舉無力而發生下墜。常見症狀是食慾減退，胃部隱隱脹痛，噯氣併有下墜感，飯後或行走時加重，站立時，上腹部平坦，下腹部膨隆，腹部肌肉鬆弛，肌力降低，稍壓可觸及腹內動脈搏動。

〔取穴〕（圖2-11）

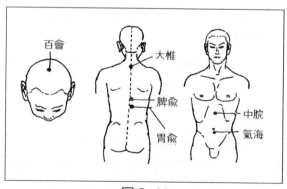

圖 2-11

百會：在髮際正中直上 7 寸，當頭部中線與兩耳尖連線的交點處。

大椎：取法見感冒。

脾俞：取法見支氣管炎，慢性期。

胃俞：取法見肺結核。

中脘：取法見慢性胃炎。

氣海：在腹正中線上，臍下 1.5 寸處。

〔拔法〕

取大椎、脾俞、胃俞、中脘、氣海用單純火罐吸拔，留罐 3～20 分鐘；也可用刺絡罐法，針點刺上述各穴，然後吸拔，留罐 5～15 分鐘。百會穴用藥墊罐拔之，留罐 5～20 分鐘。每日 1 次，待病情明顯好轉時，隔日 1 次。

附方：雲苓 15 克，黨參 15 克，黃花 15 克，山藥 15 克，當歸 15 克，山楂 15 克，柴胡 12 克，鬱金 12 克，白朮 12 克，枳殼 12 克，升麻 9 克，甘草 9 克。將上列藥研成細粉，用水、麵粉調和製成藥面墊。

〔禁忌〕

忌食生冷、辛辣及不易消化的食物。宜少食多餐。

九、腸炎

腸炎是指各種致病因子所引起的腸壁黏膜炎症性病變。臨床上分為急性與慢性兩種，急性腸炎多數因感染病毒、細菌、腸道寄生蟲，而導致腸道發生急性感染性

炎症，其中以病毒性腸炎和細菌性食物中毒最為常見；慢性腸炎主要表現為腸道吸收功能紊亂和腸壁發生慢性炎症性改變。急性腸炎表現為多突然發作，出現腹痛、腹瀉、噁心、嘔吐等，常會伴全身發熱。慢性腸炎多表現為起病緩慢、病情輕重不一，腹痛一般較急性腸炎輕，症狀以腹瀉為主。中醫學認為其病因為濕熱內侵、飲食不節、情志失調、脾胃虛弱、命門火衰等。脾虛濕盛，氣血不和為該病的主要病機。

〔取穴〕（圖 2-12）

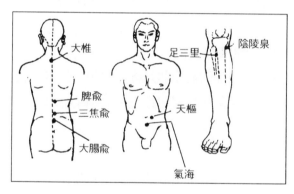

圖 2-12

大椎：取法見感冒。

脾俞：取法見支氣管炎。

大腸俞：在第 4 腰椎棘突下，旁開 1.5 寸處。

三焦俞：在第 1 腰椎棘突下，旁開 1.5 寸處。

天樞：臍旁 2 寸處。

氣海：取法見胃下垂。

足三里：取法見支氣管炎。

陰陵泉：在脛骨內側髁下緣凹陷中，脛骨後緣和腓腸肌之間。

〔拔法〕

將上穴分為兩組，採用刺絡罐吸拔，並留罐5～20分鐘。上穴交替應用，每日1次。將生薑汁塗在膈俞至骶尾兩側膀胱經路線上，採用走罐法，推罐5～10次。每日1次。

〔禁忌〕

忌食生冷及腐敗食物。注意保暖防寒。

十、細菌性痢疾

細菌性痢疾的病原體是痢疾桿菌，為夏、秋季節常見的腸道傳染病。傳播途徑主要通過手、水、食物、蒼蠅而由消化道傳染。病變部位主要在大腸。主要症狀為畏寒、發熱、腹痛、腹瀉、里急後重、大便含有膿血。中醫學認為本病病機為飲食不潔、感受濕熱、蘊結胃腸、阻遏氣機，使腸道傳導功能失常所致。

〔取穴〕（圖2-13）

大椎：取法見感冒。

肝俞：取法見急性氣管炎。

脾俞：取法見支氣管炎。

大腸俞：取法見腸炎。

神闕：在臍窩正中。

水分：在腹正中線上，臍上１寸處。

天樞：取法見腸炎。

氣海：取法見胃下垂。

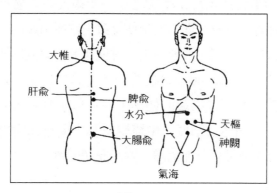

圖 2－13

〔拔法〕

取神闕、水分、天樞、氣海，採用留針罐，以雙側天樞穴為針刺點，分別向上透水分穴、向下透氣海穴，留針 15～20 分鐘，搖大針口後出針，然後在神闕穴上拔罐，再圍繞此罐在四周拔罐 4 個，留罐 10～15 分鐘，每日施罐 1～2 次，待急性症狀緩解後改為隔日 1 次。取穴大椎、肝俞、脾俞、大腸俞，採用刺絡罐。先用三棱針將穴點破出血，然後用罐吸拔，並留罐 3～15 分鐘，每日 1 次。以上兩組可交替應用。

〔禁忌〕

忌食生冷，多飲水，注意飲食衛生。

十一、便秘

便秘是因排便間隔時間延長而造成糞便乾燥、排便艱澀的消化系統常見症狀之一。便秘大多數屬單純性（功能性）便秘，即由於排便反射失常所引起的直腸便秘或習慣性便秘。一般說來，排便後 8 小時內所攝入食物之殘渣未能在 40 小時內排出者可診為便秘。若為腸道器質性疾病所引起的便秘，在針對原發病治療的同時，也可用本法治療。中醫學認為，便秘係由腸胃積熱、氣機鬱滯或氣血虧虛，陰寒凝滯所致。

〔**取穴**〕（圖 2-14）

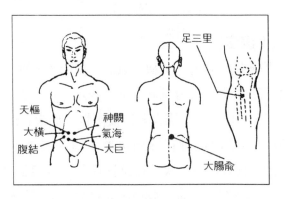

圖 2-14

天樞：取法見腸炎。

大橫：臍中旁開 4 寸處。

腹結：前正中線旁開 4 寸處，在府舍穴與大橫穴的連線上。

大巨：在臍下2寸，前正中線旁開2寸處。

氣海：取法見胃下垂。

神闕：取法見痢疾。

大腸俞：取法見痢疾。

足三里：取法見支氣管炎。

〔拔法〕

取以上穴位，採用留針罐，先用毫針刺各穴，待得氣後用閃火法將罐吸拔在針刺部位，留罐10～15分鐘，每日1次。也可用閃罐法在神闕穴上閃罐10～20次，再留罐3～10分鐘，其他穴可用單純罐吸拔，留罐5～20分鐘，每日1次。

〔禁忌〕

治療期間禁濫用瀉下藥。

十二、泄瀉

泄瀉又稱腹瀉，是多種疾病的一種症狀。現代醫學認為本病多由細菌感染和胃腸功能障礙所致，最常見於急、慢性腸炎。中醫學認為泄瀉的主要病變在脾胃與大小腸，其致病原因可分為外因和內因兩大類。外因包括感受外邪和飲食所傷；內因包括情志失調和脾胃陽虛。外因可由寒濕暑熱等及飲食不節、過食肥甘，影響脾的運化功能，造成水溫相夾併走大腸而發病，內因可由素體脾胃虛弱，復因情志所傷，致使脾胃氣機失調而病久不癒，更傷及脾胃陽氣而導致泄瀉纏綿不止。臨床常見

症狀是：腹痛、腸鳴、每日排便 3～5 次以上、食慾減退、伴全身乏力、腰膝酸軟等。

〔取穴〕（圖 2-15）

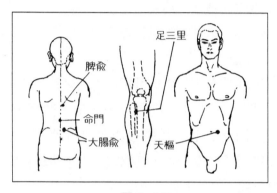

脾俞

足三里

命門

大腸俞

天樞

圖 2-15

脾俞：取法見支氣管炎。

大腸俞：取法見腸炎。

天樞：取法見腸炎。

命門：在第 2 腰椎棘突下凹陷處。

足三里：取法見急性胃炎。

〔拔法〕

取脾俞、天樞、足三里，採用單純罐吸拔，並留罐 3～15 分鐘；取命門穴，用閃罐法閃罐 10～20 次後留罐 3～15 分鐘；取大腸俞用貯藥罐，留罐 10～20 分鐘。

附方：白朮 15 克、茯苓 15 克、白芍 15 克、澤瀉 15 克、訶子 10 克、焦山楂 10 克。煎成藥液貯於罐中拔大腸俞穴。

○傳統民俗療法③

76

□神奇拔罐療法　第二章

〔禁忌〕

忌食生冷及腐敗食物。

十三、嘔吐

嘔吐是一種反射性動作，藉以將胃中的內容物從口中突然排出。嘔吐原因很多，這裡講的僅是指胃腸疾病所引起的嘔吐。中醫學認為，其病因病機為情志不暢、肝氣鬱滯、橫逆犯胃或憂慮傷脾、脾胃失和所致。

〔取穴〕（圖 2-16）

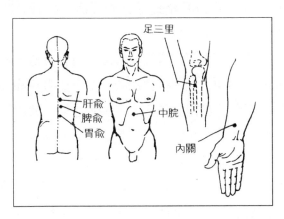

圖 2-16

肝俞：取法見急性胃俞。

脾俞：取法見支氣管炎。

胃俞：取法見肺結核。

中脘：取法見胃下垂。

足三里：取法見支氣管炎。

內關：取法見肺炎。

〔拔法〕

取以上穴位，採用單純拔罐，吸拔並留罐 5～20 分鐘。也可採用刺絡罐法，以三棱針將上述穴位點刺破出血後，用罐吸拔，留罐 3～15 分鐘，每日 1 次。

〔禁忌〕

禁食不潔食物。

十四、膽囊炎

膽囊炎是膽道系統最常見的疾病。好發於 30～50 歲的女性。膽囊炎可分為急性和慢性兩種。急性膽囊炎可第一次發作，也可在慢性的基礎上急性發作。發作時膽囊區劇烈疼痛，呈陣發性加劇，部分患者疼痛向右肩背放射、發熱，體溫常在 38℃～39℃之間，會出現食慾不振、噁心嘔吐、腹脹、大量噯氣等。慢性膽囊炎常少有典型症狀，若無急性發作史者不易觸診。有的僅表現為輕重不一的腹脹，上腹部或右上腹部不適，　持續疼痛或右肩胛區疼痛，胃部灼熱、噯氣、反酸，進食油膩食物後症狀加劇，若膽管阻塞時會出現膽絞痛，甚至伴黃疸。右上腹會稍有壓痛和叩擊痛。中醫學認為，其病因、病機多與肝鬱氣滯、濕濁內生等有關。

〔取穴〕（圖 2-17）

膽囊穴：在陽陵泉穴直下 1～2 寸間壓痛最明顯處。

太衝：在足背，第 1、2 跖骨結合部之前凹陷處。

天宗：肩胛骨岡下窩的中央，約在肩胛岡下緣與肩
胛下角之間的 1/3 折點處取穴，上與秉風穴直對。

膽俞：在第 10 胸椎棘突下，旁開 1.5 寸處。

中脘：取法見慢性胃炎。

內關：取法見慢性胃炎。

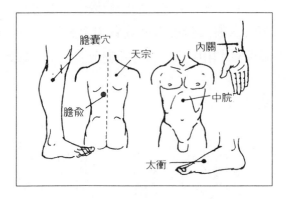

圖 2-17

〔拔法〕

取上述穴位，採用單純罐吸拔各穴，並留罐 3～15
分鐘；也可採用刺絡罐法，用三棱針點刺上述各穴，出
血後，用罐吸拔，並留罐 5～20 分鐘。每日 1 次，待病
情顯著好轉後，可隔日 1 次。

〔禁忌〕

治療期間忌食生冷油膩，注意同時配合服用中西藥
治療。

十五、慢性肝炎

慢性肝炎是指由病毒、藥物、營養代謝等原因引起，病程在半年以上的肝臟慢性炎症性病變。臨床表現為乏力、食慾減退、腹脹、低熱、肝脾腫大及肝功能損害等。最常見的是慢性 B 型肝炎。本病屬於中醫的「脇痛」、「黃疸」等範疇。其病因病機由濕毒內侵、酒食不節、情志久鬱、勞慾過度等致損傷脾胃，而濕濁內生、濕濁毒邪壅阻中焦，影響肝膽疏泄功能，氣滯血瘀而發病。

〔**取穴**〕（圖 2-18）

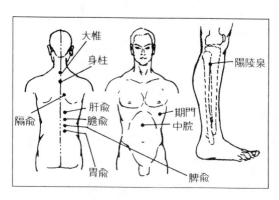

圖 2-18

大椎：取法見感冒。

身柱：取法見支氣管哮喘。

膈俞：在第 7 胸椎棘突下，與肩胛骨下角平齊，旁開 1.5 寸處。

肝俞：取法見急性胃炎。

膽俞：在第 10 胸椎棘突下，旁開 1.5 寸處。

脾俞：取法見急性胃炎。

胃俞：取法見肺結核。

期門：在乳頭直下、第 6 肋間隙。

中脘：取法見肺結核。

陽陵泉：在腓骨小頭前下方凹陷處。

〔拔法〕

將上述穴位分成兩組，一組用單純拔罐吸拔，並留罐 3～20 分鐘；另一組用刺絡罐法，用三棱針點刺穴位出血後，用罐吸拔，留罐 5～20 分鐘。也可採用塗藥罐拔之，留罐 5～20 分鐘。每日 1 次，兩組穴位交替進行。

附方：丹參 50 克、三棱 15 克、香附 15 克，水煎去渣，濃縮成膏，用藥膏塗在應拔穴位上，用罐拔之。

〔禁忌〕

治療過程中，忌酒、節慾。應注意對用過的罐具進行嚴格消毒，防止交叉感染。

十六、糖尿病

糖尿病是因胰島素缺少而引起糖代謝紊亂所致。糖不能被身體組織利用而滯留血中，血糖升高，糖由腎排出，即產生糖尿。主要症狀是多尿、多喝、多吃、消瘦。重者糖代謝紊亂，繼而引起蛋白質和脂肪代謝失

調，致使脂肪代謝中間產物酮體在體內滯留過多，引起
酸中毒或昏迷。本病屬於中醫學的「消渴病」。因五志
過極、偏嗜甘肥酒辛、恣情縱慾等，導致陰傷、燥熱而
發為消渴，其病涉及肺、脾、腎及三焦。

〔取穴〕（圖 2-19）

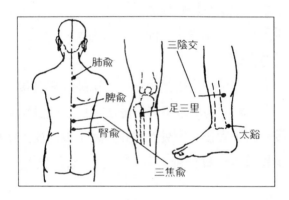

肺俞
脾俞
腎俞
三陰交
足三里
三焦俞
太谿

圖 2-19

肺俞：取法見感冒。

脾俞：取法見急性胃炎。

三焦俞：取法見腸炎。

腎俞：在第 2 腰椎棘突下，旁開 1.5 寸處。

足三里：取法見支氣管炎。

三陰交：取法見腸炎。

太谿：在足內踝高點與跟腱之間的凹陷處。

〔拔法〕

取上述穴位，採用單純拔罐法吸拔穴位，並留罐
3～15 分鐘。也可配合背部俞穴走罐，先在肺俞至腎俞

段抹潤滑劑，然後拔罐、推拉至皮膚潮紅為度。每日 1
次，待病情好轉後可隔日 1 次。

附方：生黃芪 5 克、生山藥 5 克、天花粉 8 克、
澤瀉 4 克、麥冬 4 克、生地 5 克、玉竹 5 克。用酒精
250 克浸泡上藥，半個月，用藥酒作為潤滑劑。

〔禁忌〕

治療期間要按規定進食，限制飲食，禁忌食糖。提
倡多食蔬菜、豆製品及蛋白質、脂肪類食物。

十七、高血壓

高血壓病是以動脈壓增高為主要臨床表現的常見心
血管疾病，重者可合併心、腎、腦等臟器損害。凡血壓
大於或等於 21.3/12 千帕（160/90 毫米汞柱）者，即可
診為高血壓；若血壓大於 18.7/12 千帕（140/90 毫米汞
柱）、小於 21.3/12.7 千帕（160/95 毫米汞柱）者，為
臨界高血壓。臨床上將病因不明者稱為原發性高血壓，
高血壓患者中 90%～95%為原發性高血壓；當血壓僅為
某些疾病中的臨床症狀之一者，稱為繼發性高血壓。

高血壓患者年齡多在 40 歲以上，血壓持續高於正
常範圍，出現頭痛、頭暈、頸項板緊感等症狀。早期體
檢多無陽性現象，較晚期可見心臟輕度擴大，左室肥厚
和擴張，眼底改變，尿中有蛋白及管型等。中醫學認為
本病病因、病機為情志失調，飲食不節和內傷虛損，肝
陽上亢，肝風內動所致。

〔取穴〕（圖 2-20）

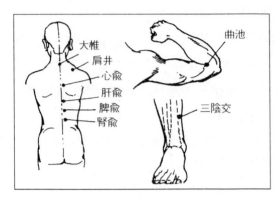

圖 2-20

大椎：取法見感冒。

肝俞：取法見急性胃炎。

心俞：在第5胸椎棘突下，旁開1.5寸處。

脾俞：取法見泄瀉。

腎俞：在第2腰椎棘突下，旁開1.5寸處。

肩井：大椎與肩峰連線的中點處。

曲池：取法見肺結核。

三陰交：取法見急性胃炎。

〔拔法〕

　　取大椎穴，施以刺絡罐法，先用三棱針點刺或用皮膚針叩刺，再用罐吸拔，並留罐5～15分鐘；取肝俞、心俞、脾俞、腎俞，用潤滑劑塗抹上後，用罐吸拔，並推拉罐5～15次；取肩井、曲池、三陰交，用單純罐，吸拔並留罐5～20分鐘。每日1次，交替進行。待病情

顯著好轉時，可隔日 1 次。

附方：吳茱萸適量，用酒精浸泡半月後，作為走罐的潤滑劑。

〔**禁忌**〕

治療期間禁止情緒波動，忌肥甘厚味、過鹹及大量飲酒、吸煙等。嚴重者應配合中西藥物治療。

十八、心絞痛

心絞痛是由於冠狀動脈發生粥樣硬化或痙攣，使管腔狹窄或閉塞導致供血不足，造成心肌暫時性和可逆性缺血、缺氧所引起的臨床症狀。其特點為勞累後胸骨後部有壓榨性疼痛感覺，會放射至心前區與左上肢，持續數分鐘，休息或服用硝酸酯制劑後便緩解。本病屬於中醫學的「心痛」等病症範疇，與心陽不振，心脈瘀阻或陰寒凝滯、胸陽痺阻有關。

〔**取穴**〕（圖 2-21）

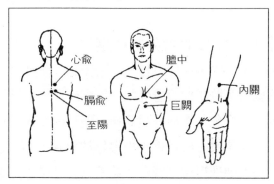

圖 2-21

心俞：取法見高血壓。

膈俞：取法見慢性肝炎。

至陽：在第 7 胸椎棘突下凹陷處，約與肩胛骨下角相平處。

膻中：取法見支氣管炎。

巨闕：在腹正中線上，臍上 6 寸處。

內關：取法見肺炎。

〔拔法〕

取心俞、膈俞、至陽、巨闕、內關，採用單純火罐吸拔，並留罐 5～15 分鐘；取膻中用閃罐法，閃罐 10～20 次後留罐 3～15 分鐘。當心痛發作時，也可取至陽穴，用刺絡罐法吸拔並留罐 3～15 分鐘，疼痛可迅速緩解。

〔禁忌〕

治療期間忌煙酒，禁過於勞累和情緒波動。疼痛頻繁發作者及病情加重者，應配合中西藥物治療。

十九、腦血管意外後遺症

腦血管意外後遺症是指因腦出血、腦血栓、腦梗塞、蛛網膜下腔出血等急性腦血管疾病所致的肢體癱瘓和運動功能喪失。本症在發病後 6 個月內恢復較快，一般下肢恢復早於上肢，近端恢復好於遠端。如經過 6 個月至 2 年，則恢復極其緩慢，並常見患肢營養障礙、攣縮、感覺遲鈍、麻木等。本病歸屬於中醫學的「中風」

範圍。其病因、病機為素體氣血虧虛，臟腑虛損，復遇憂思惱怒、飲食不當、勞倦等誘因而致。

〔取穴〕（圖 2-22）

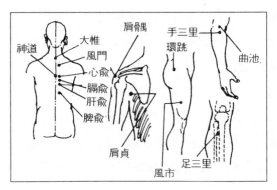

圖 2-22

大椎：取法見感冒。

神道：在第 5 胸椎棘突下凹陷處。

風門：取法見感冒。

心俞：取法見高血壓。

膈俞：取法見慢性肝炎。

肝俞：取法見急性胃炎。

脾俞：取法見支氣管炎。

肩貞：在肩關節後下方，腋後紋頭上 1 寸處。

肩髃：在肩峰前下方、鎖骨肩峰端與肱骨大結節之間，三角肌上部中央凹陷處。

曲池：取法見肺結核。

手三里：取法是在曲池與陽谿穴的連線上，曲池穴

下 2 寸處，有動脈應手。

環跳：在股骨大轉子高點與骶管裂孔連線的外 1/3 與內 2/3 交點處。

風市：當直立垂手時，中指尖下。

足三里：取法見支氣管炎。

〔拔法〕

取上述穴位，用單純火罐吸拔，留罐 5～20 分鐘。也可採用閃罐法，每穴閃罐 5～20 次後留罐 3～15 分鐘；或採用刺絡罐法，分 3 組穴位，每次一組穴位，先用三棱針點刺或皮膚針叩刺至出血，然後用罐吸拔叩刺的穴位上，留罐 3～15 分鐘。每日 1 次。15 日為一療程，休息 5 天再進行下一個療程。

〔禁忌〕

治療期間要進行肢體功能鍛鍊，保持情緒穩定，並配合中西藥治療。忌煙酒及情緒波折。

二十、腎小球腎炎

腎小球腎炎分為急性和慢性兩種。發病原因與鏈球菌感染或其他感染有關，多發生在上呼吸道感染的 1～4 周以後。急性腎小球腎炎的臨床表現以浮腫、高血壓、血尿、蛋白尿及管型尿為主。多見於兒童。慢性腎小球腎炎會由急性腎小球腎炎未得到徹底治療演變而來，但也有一發現就是慢性的。慢性腎小球腎炎的腎病期（腎病綜合症）的主要表現，是全身顯著浮腫，大量

蛋白尿，血漿蛋白降低，血膽固醇增高，而血壓不高（後期會有血壓升高）。本病歸屬於中醫學「水腫」的範疇。其病因、病機多由外邪侵襲、飲食起居失常、勞倦內傷所致。

(一) 急性

〔取穴〕（圖 2-23）

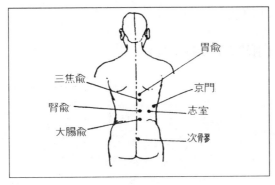

圖 2-23

腎俞：取法見糖尿病。

三焦俞：取法見腸炎。

大腸俞：取法見腸炎。

胃俞：取法見肺結核。

志室：在第 2 腰椎棘突下，旁開 3 寸處。

次髎：在第 2 骶後孔凹陷處，約髂後上棘下緣與督脈的中點處，於膀胱俞和背正中線之間，距正中線 0.7 寸處。

京門：在第12肋骨游離端下際。

〔拔法〕

取志室、次髎、胃俞，採用單純罐吸拔，留罐5～20分鐘；取腎俞、三焦俞、大腸俞採用刺絡罐法，先用三棱針或梅花針點刺，微出血後，用罐吸拔在點刺穴位上，留罐5～20分鐘。以上兩法交替進行，每日1次。

(二) 慢性

〔取穴〕（圖2-24）

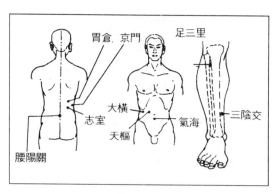

圖2-24

腰陽關：在第4腰椎棘突下凹陷處，約與骼嵴相平。

胃倉：在第12胸椎棘突下，旁開3寸處。

志室：取法見急性腎小球腎炎。

京門：取法見急性腎小球腎炎。

大橫：臍中旁開 4 寸處。

天樞：取法見痢疾。

氣海：取法見胃下垂。

足三里：取法見支氣管炎。

三陰交：取法見急性胃炎。

〔拔法〕

取上述穴位用單純罐法吸拔，留罐 5～20 分鐘。也可採用毫針罐、刺絡罐、溫水罐吸拔，並留罐 3～10 分鐘。每日 1 次或隔日 1 次。15 天一個療程，休息 3 天後，再進行下一個療程。

〔禁忌〕

治療期間，患者應忌食高鹽飲食。宜選優質蛋白、低鹽、高維生素食物。避免受寒濕感冒。

二十一、血管神經性頭痛

血管神經性頭痛是頭痛中最多見的一種疾病，臨床上 95%左右的頭痛均為血管神經性頭痛。本病可分為原發性和繼發性兩類。血管神經性頭痛常在疲勞、緊張、情緒波動、失眠、月經期及特定的季節發病，頭痛部位大多在額、顳、眼眶部、頂部、枕部較少發生。多偏於一側，也有雙側者。頭痛性質為強烈跳痛、鑽痛、脹裂痛、刺痛，少數為鈍痛、重痛、昏痛及空痛。頭痛劇烈者會出現噁心、嘔吐、腹脹、腹瀉、出汗、流淚、面色蒼白、皮膚青紫水腫、心率改變等。本病歸屬於中醫學

的「頭痛」範疇。其病因、病機為肝失疏泄、肝陽上亢、上擾清竅所致。

〔取穴〕（圖 2-25）

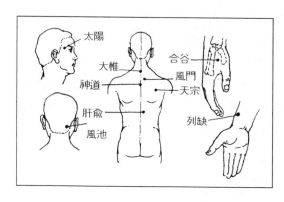

圖 2-25

太陽：眉梢與目外眦之間向後 1 寸凹陷處。

風池：在項後枕骨下兩側，當斜方肌上端與胸鎖乳突肌之間凹陷處，與風府穴相平處。

大椎：取法見感冒。

風門：取法見感冒。

天宗：肩胛骨岡下窩的中央，約在肩胛岡下緣與肩胛下角之間的上 1/3 折點處取穴，上與秉風穴直對。

神道：取法見腦血管意外後遺症。

肝俞：取法見急性胃炎

合谷：取法見感冒。

列缺：在橈骨莖突上方，腕橫紋上 1.5 寸處。

〔拔法〕

□神奇拔罐療法　第二章

取大椎、風門、肝俞、神道、合谷，採用毫針出針罐法，吸拔留罐5～20分鐘。取太陽、風池、天宗、列缺，採用單純罐法，拔穴，留罐3～15分鐘。每日1次，兩法交替進行。若頭痛頑固者，用針挑斷上述穴位的2～3穴上的皮內皮下纖維，吸拔留罐3～15分鐘；若為肝陽上亢者，取其部分穴位，施以刺絡罐法，以三棱針點刺穴位出血後吸拔留罐3～15分鐘，每日1次。

〔禁忌〕

治療期間，防止情緒緊張、焦慮和精神疲勞。

二十二、三叉神經痛

三叉神經痛是指面部三叉神經分布區內出現陣發性短暫性劇烈疼痛的病症。臨床上以第2支、第3支發病較多。疼痛呈陣發性閃電樣劇痛，其痛如刀割、針刺、火灼，會伴有病側面頰部肌肉抽搐、流淚、流涕及流涎等現象。發作時間短暫，數秒鐘或數分鐘後即行緩解。間歇期間無症狀。本病可歸屬於中醫學的「面痛」等病症範疇。其病因、病機為外邪侵襲、阻滯經絡、氣血淤滯或肝鬱化火、風火上擾所致。

〔取穴〕（圖2-26）

太陽：取法見血管神經性頭痛。

下關：閉口取穴，在顴弓下緣，下頜髁狀突的前方、顴弓與下頜切跡所形成的凹陷處。

合谷：取法見感冒。

外關：在腕背橫紋上 2 寸，橈骨與尺骨之間。

大杼：在第一胸椎棘突下，旁開 1.5 寸處。

肝俞：取法見急性胃炎。

腎俞：取法見糖尿病。

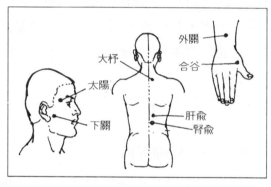

圖 2-26

〔拔法〕

　　取太陽、下關、肝俞、腎俞、大杼，以麵粉調少量玉樹神油或松節油、樟腦水、薄荷水等，做成薄麵餅，貼於穴上，用罐吸拔並留罐 5～20 分鐘；取合谷、外關，施以針罐法，先以毫針刺穴後，留針 10～20 分鐘後起針，再用罐在針處吸拔，留罐 15～20 分鐘。也可用單純罐對上述穴位吸拔留罐 5～20 分鐘。每日 1 次，15 天一個療程。

〔禁忌〕

　　防止勞累，避免食用刺激性食物和受涼。

二十三、顏面神經麻痺

顏面神經麻痺分為周圍性與中樞性兩種。前者是由於莖乳突孔內急性非化膿性炎症所致，臨床表現為病側面部表情肌癱瘓、額紋消失、不能皺額、口角向健側歪斜等症。後者是由腦內疾病如腦血管意外等引起，除具有面部症狀外，還伴有肢體癱瘓。中醫學稱之為面癱、口眼喎斜，歸屬於中醫學的「中風」之「中經絡」等病症範疇，與正氣不足、絡脈空處、衛處不固、風邪乘虛入中經絡、氣血痺阻、筋脈失於濡養有關。

〔取穴〕（圖2-27）

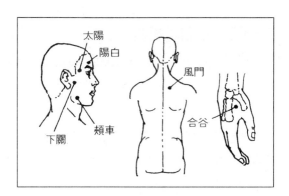

圖 2-27

太陽：取法見血管神經性頭痛。

下關：取法見三叉神經痛。

頰車：耳下0.8寸，牙咬緊肌肉鼓起處。

陽白：眉中央上1寸，下與瞳乳對直。

風門：取法見感冒。

合谷：取法見感冒。

〔**拔法**〕

取上述穴位，採用單純罐法，吸拔並留罐 5～20 分鐘。也可取太陽、下關、頰車、陽白，施行閃罐或塗薑汁、驅風藥酒閃罐至局部發紅為度，每日 1 次，10 日一個療程，休息兩天後再進行下一療程。

附方（驅風藥酒）：荊芥 15 克，防風 15 克，麻廣 8 克，白附子 10 克，用酒精 500 克浸泡 10 天可用。

〔**禁忌**〕

治療期間忌著涼受寒。

二十四、肋間神經痛

肋間神經痛是指一支或幾支肋間神經支配區的發作性疼痛。疼痛常因咳嗽、打噴嚏或深呼吸所激發，疼痛劇烈，並可沿肋間放散到同側肩部和胸背部、上腹部。檢查時皮膚感覺過敏，相應肋骨脊柱旁、腋中線、胸骨旁有明顯壓痛點。屬中醫學「胸脅痛」範疇。其病因、病機為邪犯少陽、肝氣鬱結、肝膽濕熱而致經氣失調、氣血瘀阻所致。

〔**取穴**〕（圖 2-28）

肺俞：取法見感冒。

肝俞：取法見急性胃炎。

華佗夾脊：第 1～10 胸椎棘突下，旁開 0.5 寸。

膻中：取法見支氣管炎。

支溝：在腕背橫紋上 3 寸、橈骨與尺骨之間。

陽陵泉：取法見慢性肝炎。

懸鍾：在外踝尖上 3 寸，腓骨後緣處。

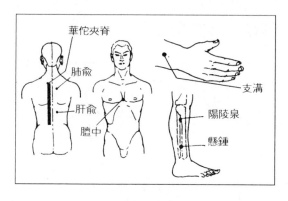

圖 2-28

〔拔法〕

　　在疼痛區域塗上紅花油或風濕油，採用密排罐法或刺絡罐密排罐法，吸拔留罐 5～20 分鐘；取華佗夾脊，用走罐法，推罐 10～20 次；取肺俞、肝俞、膻中、支溝、陽陵泉、懸鍾用單純罐吸拔，並留罐 5～20 分鐘。每日 1 次。

〔禁忌〕

治療期間，忌過於勞累。

二十五、坐骨神經痛

坐骨神經痛是指在坐骨神經通路，及其分布區內發

生的疼痛。臨床分為原發性和繼發生兩類。主要症狀是臀部、大腿後側及足部發生放射性、燒灼樣或針刺樣疼痛，行動時加重。本病歸屬於中醫學的「痺證」範疇。其病因、病機為風寒、風濕之邪客於足少陽經脈，致使該經氣血阻滯所致。

〔取穴〕（圖 2-29）

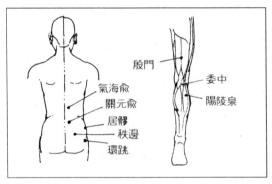

圖 2-29

氣海俞：在第 3 腰椎棘突下，旁開 1.5 寸處。

關元俞：在第 5 腰椎棘突下，旁開 1.5 寸處。

秩邊：在第 4 骶椎棘突下，旁開 3 寸處。

居髎：在髂前上棘與股骨大轉子高點連線的中點處。

環跳：在股骨大轉子高點與骶管裂孔連線的外 1/3 與內 2/3 交點處。

殷門：在承扶穴與委中穴的連線上，承扶穴下 6 寸處。

委中：在膕橫紋中央、股二頭肌腱與半腱肌肌腱的中央。

陽陵泉：取法見慢性肝炎。

〔拔法〕

取上述穴位，採用單純罐法吸拔、留罐 3～20 分鐘。也可採用藥水煮罐法，吸拔、留罐 3～20 分鐘，或採用刺絡罐法，吸拔留罐 3～15 分鐘。每日 1 次。15 天一個療程，休息 5 天，再進行下一療程。

附方：羌活 15 克、獨活 15 克、桂枝 15 克、防風 15 克、秦艽 15 克、桑枝 50 克、老鸛草 50 克、川牛膝 25 克。煮罐 1～3 分鐘後拔穴。

〔禁忌〕

治療期間注意休息保暖。疼痛消失後禁止勞累，以免復發。

二十六、神經衰弱

神經衰弱是一種由精神因素引起的神經機能暫時失調的疾病。臨床表現為頭暈、頭痛、失眠、多夢、健忘、心悸、憂慮、注意力不集中等。本病歸屬於中醫學的「不寐」「鬱證」等病症範疇。其病因、病機為思慮太過、勞逸不適度而致臟腑功能失調所致。

〔取穴〕（圖 2-30）

心俞：取法見高血壓。

脾俞：取法見急性胃炎。

腎俞：取法見糖尿病。

內關：取法見肺炎。

足三里：取法見支氣管炎。

三陰交：取法見急性胃炎。

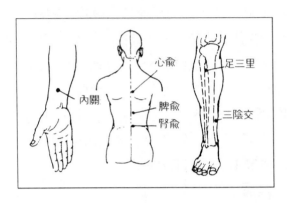

圖 2-30

〔拔法〕

　　取以上穴位，採用單純罐法，吸拔、留罐 3～15 分鐘，也可採用刺絡罐法，吸拔、留罐 3～15 分鐘，先吸拔一側穴，第二天再吸拔另一側穴，兩側交替使用，每日 1 次，15 天為一療程，休息 3 天後再進行第二療程。

〔禁忌〕

　　睡前忌飲濃茶、咖啡、吸煙等。平時要調節患者情志，養成良好的生活習慣，按時休息。

二十七、癲癇

　　癲癇是一組臨床綜合徵，以在病程中有反覆發作的

暫時性突發性大腦功能失常為特徵，可表現為運動、感覺、意識、行為、植物神經等不同障礙，或兼而有之。本病分為發作期與間歇期，大發作的典型症狀是突發突止的全身強直、陣發性痙攣發作，伴意識喪失、呼吸暫停和尿失禁。每次發作約數分鐘，部分患者初期有先兆，事後無記憶。中醫學稱為「癇證」「羊癇瘋」。是由於七情失調、先天因素、飲食不節、勞累過度或患有其他病之後，造成臟腑功能失調、痰濁內阻、氣機逆亂、風陽內動所致。

〔**取穴**〕（圖2-31）

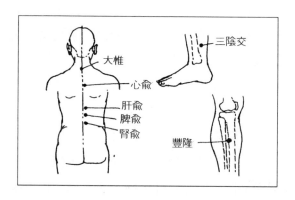

圖2-31

心俞：取法見高血壓。

肝俞：取法見急性胃炎。

脾俞：取法見支氣管炎。

腎俞：取法見高血壓。

大椎：取法見感冒。

豐隆：外踝尖上 8 寸，條口穴外開一橫指，即脛骨前崤外開兩橫指。

三陰交：取法見急性胃炎。

〔拔法〕

取心俞、肝俞、脾俞、胃俞，採用刺絡罐法，吸拔、留罐 3～15 分鐘；取大椎穴採用出針罐法吸拔、留罐 3～15 分鐘；取豐隆、三陰交，採用單純罐法，吸拔、留罐 3～15 分鐘。每日 1 次。

〔禁忌〕

忌辛辣、肥膩。大發作的患者注意防止患者跌傷和碰傷，用纏布的壓舌板或飯勺、毛巾塞入口中牙齒之間，以防咬傷舌頭，還要避免勞累、攀高及在爐火旁工作或活動。

二十八、風濕性關節炎

風濕性關節炎主要病變，為全身結締組織的非化膿性炎症。其特點為多發性，以肩、肘、腕、髖、膝、踝等大關節為主，局部有紅、腫、熱、痛，但不破潰，炎症消失後，關節功能可完全恢復，不留畸形。查血可見白細胞增多，血沈加快且血清抗鏈球菌溶血素增高。本病可歸屬於中醫學的「痺證」範疇。其病因、病機為素體虛弱、衛陽不固、感受風寒濕邪、流注經絡關節、氣血運行不暢所致。

〔取穴〕（圖 2-32）

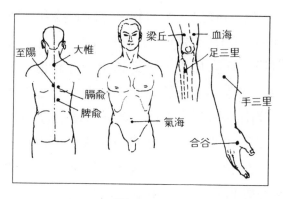

圖 2-32

大椎：取法見感冒。

至陽：第 7 胸椎棘突下。

膈俞：取法見慢性肝炎。

脾俞：取法見支氣管炎。

氣海：取法見胃下垂。

血海：在髕上內上緣上 2 寸、股四頭肌內側頭的隆起處。

梁丘：在髂前上棘與髕骨外上緣的連線上，膝髕外上緣上 2 寸處。

足三里：取法見支氣管炎。

手三里：取法見腦血管意外後遺症。

合谷：取法見感冒。

〔拔法〕

取上述穴位，採用單純罐法，吸拔並留罐 3～15 分鐘。或取上述穴位，施以藥煮罐法，用藥液煮罐 1～3

分鐘，吸拔並留罐 5～20 分鐘。每日 1～2 次。15 天一個療程，休息 5 天再進行下一個療程。

附方：麻黃 10 克、祁艾 10 克、防風 10 克、川木瓜 10 克、川椒 10 克、竹茹 10 克、秦艽 10 克、透骨草 10 克、穿山甲 10 克、乳香 10 克、沒藥 10 克、土鱉蟲 10 克、川烏 10 克、千年健 10 克、鑽地風 10 克、羌活 10 克、蒼朮 10 克、防己 10 克、當歸尾 10 克、劉寄奴 10 克、烏梅 10 克、甘草 10 克。煎液煮罐。

〔禁忌〕

治療期間忌過於勞累。

二十九、類風濕性關節炎

類風濕性關節炎，發病多為青壯年，起病緩慢。關節病變常先累及四肢小關節，尤以掌指、近側指間關節為多，甚至形成腫大梭形，其後會累及踝、膝、髖、肘、肩等大關節，部分患者會累及胸、腰椎關節。有此關節會形成持久性僵硬畸形，關節活動受限，嚴重患者會在關節附近出現皮下風濕樣小結。類風濕因子陽性。本病可歸屬中醫學的「痺證」範疇，與素體虛弱、衛陽不固、感受風寒濕邪、流注經絡關節、氣血運行不暢有關。

〔取穴〕（圖 2-33）

至陽：取法見風濕性關節炎。

筋縮：在第 9 胸椎棘突下凹陷處。

脾俞：取法見泄瀉。

腎俞：取法見糖尿病。

委中：取法見坐骨神經痛。

崑崙：在外踝高點與跟腱之間的凹陷處。

曲池：取法見肺結核。

合谷：取法見感冒。

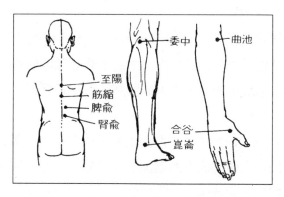

圖 2-23

〔拔法〕

　　取以上穴位，採用單純罐法，吸拔並留罐 5～20 分鐘。也可採用刺絡罐吸拔上述穴位，留罐 3～15 分鐘，或採用藥煮罐，吸拔上述穴位，並留罐 3～15 分鐘。每日 1 次。15 日一個療程，休息 5 天再進行下一療程。

　　附方：白薇 12 克、石斛 20 克、生地 30 克、忍冬藤 30 克、地骨皮 15 克、丹皮 10 克、秦艽 12 克、羌活 10 克、獨活 10 克、地龍 10 克、威靈仙 10 克。煎水煮罐拔穴。

第二節　外科病症

一、癤

癤是細菌在一個毛囊或皮脂腺內所引起的膿性發炎。炎性浸潤向四周擴展，引起毛囊和周圍的蜂窩組織壞死、溶解，最後侷限形成膿腫。致病細菌通常是葡萄球菌。最初出現一個紅、腫、痛的小硬結，硬結逐漸擴大，有時呈錐形隆起，頂部出現一黃白色小「膿頭」。紅腫痛隨炎症的擴大而增加。最後癤的中部變軟，「膿頭」脫落，膿液排出，疼痛停止，創口迅速癒合。小的癤一般無顯著的全身症狀；大的癤，會引起全身不適、畏寒、溫度什高、食慾不振和頭痛。中醫學認為其病因、病機為內鬱濕熱、外感風邪、邪毒蘊結而致。

〔取穴〕（圖2-34）

阿是穴：病灶部位。

大椎：取法見感冒。

靈台：在第6胸椎棘突下。

膈俞：取法見慢性肝炎。

〔拔法〕

用三棱針對準病灶中心點刺破潰後，用單純罐或用

藥敷罐，吸拔並留罐 10～20 分鐘；取大椎、靈台、膈
俞，用刺絡罐法吸拔，並留罐 5～15 分鐘。

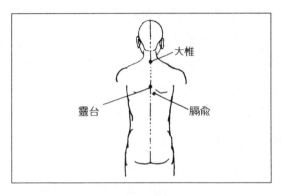

圖 2-34

附方：大蒜或仙人掌或木芙蓉或蒲公英適量，搗
爛敷患處，用罐拔之。

〔禁忌〕

飲食忌辛辣、油膩。禁房事和憤怒，注意臥床休
息，治療後，用生理鹽水將膿血和藥清洗乾淨，病灶可
用抗感染的藥物紗布敷蓋，以加速傷口癒合。

二、癰

癰是葡萄球菌侵害多個毛囊和皮脂腺發生的感染。
感染沿毛囊底部脂肪柱向深部蜂窩組織和四周皮下脂肪
柱蔓延，然後再向表面擴展形成多個「膿頭」而成為
癰。癰多發生在頸、背、上唇等部位。臨床上，由於感
染的面積和深度炎性浸潤和組織壞死都比癤來得廣泛，

因此，初期隆起的炎腫範圍和組織的緊張度都較大。開始時，通常只出現一個「膿頭」，周圍皮膚是紫紅色並發熱，紫紅色周圍皮膚是鮮紅色，此時一般都有劇烈脹痛。以後炎腫越來越大，炎腫表面的黃白色「膿頭」也越來越多，血性膿液逐漸由壞死的膿頭部位流出。膿頭和膿頭之間的皮膚常常壞死，最後癰的整個中央部都壞死、溶解或脫落。在病變尚未侷限之前，常按照上述步驟繼續向四周擴散。因此，未經治療的癰，常常是範圍大而壞死組織很多，最後形成一個很大的潰瘍面。

中醫學認為，癰是因外感六淫，或過食膏粱厚味，或皮膚受損感受外界毒邪等，導致氣血運行失常，邪熱阻於皮肉之間，聚而成形發成。

〔**取穴**〕（圖2-35）

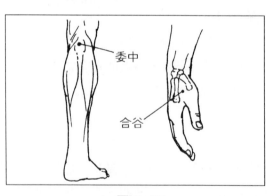

委中

合谷

圖 2-35

阿是穴：病灶局部。

委中：取法見坐骨神經痛。

合谷：取法見感冒。

〔**拔法**〕

用三棱針對準病灶中心點刺破潰後，用單純罐或用藥敷罐，吸拔並留罐 10～20 分鐘；取委中、合谷，以梅花針重叩，用罐吸拔並留罐 10～20 分鐘。

附方：野菊花或鮮蒲公英或鳳仙花全棵，或鮮草決明莖葉適量，搗爛，敷患處拔之，也可用罐拔過洗淨後敷之。

〔**禁忌**〕

飲食忌辛辣、油膩、禁房事和憤怒，注意臥床休息。治療後，用生理鹽水將膿血和藥清洗乾淨，病灶可用抗感染的藥物紗布敷蓋，以加速傷口癒合。

三、疔瘡

疔瘡是一種常見的急性化膿性感染。發病急，病情較重。局部有腫脹、發熱、針刺樣疼痛或劇烈跳痛。生在唇上的叫唇疔；生在口角上的叫鎖口疔；生在手、足指（趾）上的叫指（趾）疔；有紅線一條，向外擴延的叫紅線疔。本病如治療不及時，細菌可進入血液，發生敗血症。中醫稱為「疔毒走黃」常有生命危險。中醫學認為，疔瘡是由恣食厚味，或中蛇蟲之毒或中疫死牛、馬、豬、羊之毒，或受四時不正疫氣所致生。

〔**取穴**〕（圖 2-36）

阿是穴：病灶局部

腰俞：當骶管裂孔處。

委中：膕窩橫紋中央，兩筋之間。

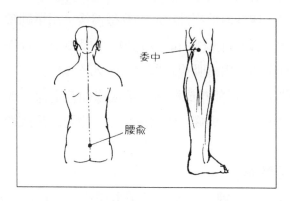

圖 2-36

〔拔法〕

　　用三棱鑽點刺病灶中心，使之破潰，用單純罐法或藥蒸氣罐吸拔並留罐 5～15 分鐘；取紅線遠端點用刺絡罐法吸拔，留罐 5～15 分鐘；取腰俞、委中用單純罐或刺絡罐吸拔，並留罐 3～15 分鐘。

　　附方：地丁 25 克煎沸，用蒸氣罐拔之。也可取鮮地丁適量搗爛，敷患處。

〔禁忌〕

　　忌煙酒、辛辣、魚腥發物。忌早期針挑、擠膿、碰撞。忌憤怒、房事。

四、膿腫

　　膿腫是由於葡萄球菌、鏈球菌或大腸桿菌等，通過

破損的皮膚或黏膜，侵入組織或由淋巴和血流將其帶到組織內而發生的。病灶的組織發炎、壞死，並發生膿性溶解。這種病變繼續進行，直到其周圍形成緊密的肉牙壁後，膿性發炎才被侷限而停止擴展。膿腫會發生在任何器官、體腔和組織。其臨床表現為，淺部膿腫時，局部有紅、腫、痛、熱。浸潤塊邊緣不清楚，有明顯觸痛。大多數患者有不同程度的全身疲乏、食慾不振、體溫升高、頭痛，間有寒顫等症狀。膿腫侷限後，疼痛減輕，但全身症狀必待膿液排除後才會消失。深部膿腫在開始時，多半只有局部疼痛和觸痛，但全身症狀和患部的運動障礙均較明顯。中醫學認為，膿腫多因正氣不充，邪氣壅滯而致。屬於中醫學的「流注」。

〔**取穴**〕（圖2-37）

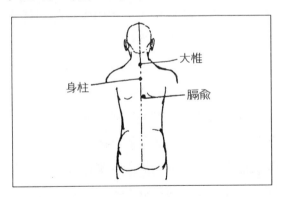

大椎

身柱

膈俞

圖2-37

阿是穴：病灶局部。

大椎：取法見感冒。

膈俞：取法見慢性肝炎。

身柱：在第3胸椎棘突下凹陷處，約與兩側肩胛岡
高點相平處。

〔拔法〕

用三棱針對準病灶點刺破潰，用單純罐法吸拔並留
罐3～20分鐘；取大椎、膈俞、身柱採用刺絡罐法吸
拔、留罐5～20分鐘。

〔禁忌〕

忌油膩、辛辣、魚腥發物。多飲開水。拔罐後用生
理鹽水將膿血清洗乾淨，用生肌散、紅油膏或太乙膏蓋
貼。

五、丹毒

丹毒是丹毒鏈球菌侵入皮內所引起的一種傳染性急
性炎症，常發生在面部。炎症主要在皮膚層，一般不化
膿。細菌常因微小甚至覺察不到的皮膚破損處侵入。其
臨床表現為突然發冷發高熱，全身不適和頭痛。患處皮
膚紅腫，擴展很快，有灼熱感和疼痛。在發炎部位有時
出現含有漿液的水泡。紅色腫區的特點，是邊緣稍有凸
起，與正常皮膚有明顯的界限。炎症向外蔓延時，中部
的紅腫就逐漸減退，變為棕黃色，並有小片的表皮脫
落。病程約兩星期左右。

中醫學認為，丹毒是由於血分鬱熱、鬱於肌膚、外
感、風濕毒熱之邪，或因抓傷、蟲咬、針刺、足濕癬使

皮膚損傷，毒邪乘隙而入所致。

〔取穴〕（圖2-38）

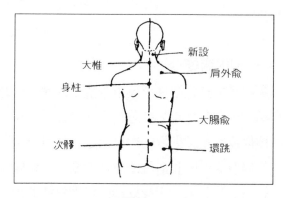

圖 2-38

大椎：取法見感冒。

身柱：取法見膿腫。

新設：在風池穴直下，項後髮際下 1.5 寸，約當第4頸椎橫突尖端，頸部斜方肌外緣處。

肩外俞：在第 1 胸椎棘突下旁開 3 寸處的肩胛骨脊柱緣的垂直線上。

大腸俞：取法見腸炎。

環跳：取法見坐骨神經痛。

次髎：取法見腎小球腎炎。

〔拔法〕

取上述穴位，採用單純罐法吸拔，並留罐 5～20 分鐘。也可在病灶周圍與正常皮膚之間，用梅花針將顯露的小血管叩擊至出血後拔罐留罐 3～10 分鐘。

〔禁忌〕

忌食辛辣、魚肉及抽煙、喝酒，防止毒邪擴散。忌房事和憤怒。

六、蜂窩組織炎

蜂窩組織炎是化膿性感染沿著皮下或深部的蜂窩組織，和結締組織蔓延起來的急性炎症。這種炎症，可以由皮膚擦傷或軟組織創傷的感染而起，也可以由局部化膿病灶的擴散或淋巴和血流的傳播而來。一般開始時有輕微的紅腫，半天或一天後紅腫的範圍迅速擴大，疼痛加劇，紅腫的邊緣和正常的皮膚無明顯的界限，多伴有發冷、發燒、頭痛、全身不適、食慾不振等症狀。

〔取穴〕（圖2-39）

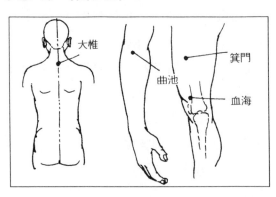

圖2-39

阿是穴：病灶局部。

大椎：取法見感冒。

曲池：取法見肺結核。

血海：取法見風濕性關節炎。

〔**拔法**〕

用三棱針對準病灶中心點刺破潰，用敷藥罐法吸拔並留罐 3～15 分鐘；取大椎、曲池、血海用單純罐吸拔，並留罐 3～15 分鐘。

附方：野菊花或芙蓉花適量，搗爛敷患處，用罐吸拔或吸拔後用生理鹽水。將患處清洗乾淨後敷之。

〔**禁忌**〕

忌食辛辣、魚肉等發物。

七、急性乳腺炎

急性乳腺炎是常見的乳腺化膿性感染性疾患。常發生在產後 1～2 個月的哺乳期的婦女，初產婦更為多見。發病常與排乳不暢或乳頭皸裂有關。輕者僅有低燒、乳房脹痛，無明顯的腫塊。重者有高燒、寒顫、乳腺腫大、跳痛，局部出現硬塊、表面紅腫，有壓痛、腋下淋巴腺腫大。治療不及時會形成膿腫。本病歸屬於中醫學的「乳癰」，其病因、病機多由於情志不舒、肝氣鬱結、影響疏泄功能，導致乳汁排出不暢而壅聚，久則化熱，肉腐成膿；或因恣食厚味，使陽明積熱，胃熱壅盛，致氣血凝滯，乳絡阻塞不通而成癰；或因乳頭破損，毒邪入內而致病。

〔**取穴**〕（圖 2-40）

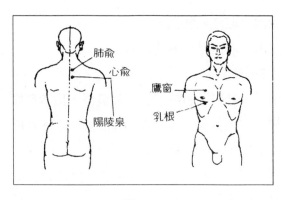

圖 2-40

阿是穴：患乳局部。

鷹窗：位於第 3 肋間隙，前正中線旁開 4 寸處。

乳根：乳頭直下，位於第 5 肋間隙，前正中線旁開 4 寸處。

肺俞：取法見感冒。

心俞：取法見高血壓。

〔拔法〕

用三棱針點刺患乳局部中心出濃血，用單純罐或藥煮罐吸拔，並留罐 10～15 分鐘，然後用生理鹽水洗淨，將鮮蒲公英 50 克、白礬15 克搗爛，敷患處；取鷹窗、乳根、肺俞、心俞用單純罐或刺絡罐吸拔，並留罐 3～15 分鐘。

附方：金銀花 15 克、連翹 12 克、當歸尾 12 克、赤芍 9 克、白芷 9 克、乳香 9 克、天花粉 9 克、沒藥 9 克、生甘草 6 克。煎沸後煮罐 1～3 分鐘。

飲食忌厚味及辛辣發物。應保持心情舒暢，避免情緒激動，常用溫水擦洗乳頭。

八、脫肛

脫肛又名直腸脫垂，是指肛管、直腸向下脫出於肛門之外。多見於老年人和1～3歲的兒童。本病與解剖缺陷有關，多於小兒身體發育未完全時出現脫肛或因先天性發育不全，年老久病、營養不良致盆底組織鬆弛無力出現脫肛；也會因習慣性便秘、長期腹瀉、多次分娩、重體力勞動使腹內壓增高而致脫肛。主要臨床表現為排便或其他原因使腹內壓增高時而發生脫肛，可自行縮回或需用手托回。中醫學認為與素體虛弱、中氣不足或勞力耗氣、產育過多、大病、久病而使氣虛失攝有關。

〔取穴〕（圖2-41）

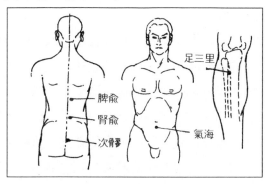

圖 2-41

次髎：在第 2 骶後孔凹陷處，約當髂後上棘下緣與督脈的中點處，於膀胱俞和背正中線之間，距正中線 0.7 寸。

足三里：取法見支氣管炎。

脾俞：取法見支氣管炎。

腎俞：取法見糖尿病。

氣海：取法見胃下垂。

〔拔法〕

取上述穴位用單純罐法吸拔，並留罐 5～15 分鐘；在腰骶段脊柱兩側華佗夾脊和膀胱經內側，循行線上尋找病理反應點，用三棱針挑刺再用罐吸拔挑刺部位上，留罐 10～15 分鐘，每日 1 次，10 日一個療程，休息 3 天進行下一療程。

〔禁忌〕

飲食忌辛辣肥甘之品。避免過於勞累。

九、痔瘡

痔瘡是直腸末端黏膜下和肛管皮下的靜脈叢擴大、曲張形成的柔軟靜脈團。痔瘡多見於成年人，由於發生部位不同，可分為內痔、外痔。發生在肛道皮膚處的叫外痔，發生在肛道皮膚和直腸黏膜交界處以上的叫內痔。外痔平常無自覺症狀，但大便乾燥、排便用力過猛時，肛門口外可見青紫色的腫塊，觸痛極明顯；內痔主要症狀為大便時滴鮮血，不痛，或大便上有鮮血，不與

糞便混合。內痔脫出，發炎時則疼痛加重。中醫學認為，痔瘡是因臟腑空虛、外傷風濕、內蘊熱毒，以致氣血下墜、結聚肛門、宿滯不散而衝突所致。

〔**取穴**〕（圖2-42）

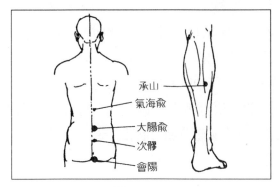

圖2-42

氣海俞：取法見坐骨神經痛。

大腸俞：取法見腸炎。

次髎：取法見腎小球腎炎。

會陰：在尾骨下端兩旁，正中旁開0.5寸處凹陷處。

承山：在腓腸肌兩肌腹之間，用力伸小腿時，在人字紋凹陷處。

〔**拔法**〕

取上述穴位，採用單純罐法或留針罐法，吸拔並留罐5～20分鐘。每日1次。10日為一療程，休息3天後，再進行下一療程。

忌食辛辣。平素應多食新鮮蔬菜，養成定時大便習慣，以保持大便通暢，防止便秘。

十、落枕

落枕是指急性單純性頸項強痛、活動受限的一種病證。多見於晨起後，頸部強直，不能左右轉動或環顧，患部酸痛，並可向同側肩部及上臂擴散。中醫學認為，本病多因頸部過度疲勞、睡眠時姿勢不當，風寒濕邪侵襲經絡，致使氣血不和，筋脈拘急而致病。

〔取穴〕（圖2-43）

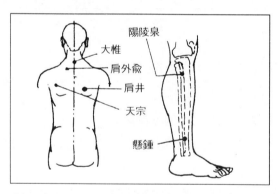

圖2-43

大椎：取法見感冒。

肩井：大椎穴與肩峰連線的中點處。

天宗：肩胛骨岡下窩的中央，約在肩胛岡下緣與肩胛下角之間的上1/3折點處。

肩外俞：第 1 胸椎棘突下旁開 3 寸。

陽陵泉：取法見慢性肝炎。

懸鍾：在外踝尖上 3 寸，腓骨後緣處。

阿是穴：患部痛點處。

〔拔法〕

取上述穴位，採用單純罐法吸拔並留罐 3～15 分鐘；痛點處閃罐吸拔 10～20 次後再留罐 3～15 分鐘；再在痛點周圍塗上風濕油、用走罐法推拉走罐 5～20 次。

〔禁忌〕

禁忌受涼。

十一、頸椎病

頸椎病又稱頸椎綜合徵。是由頸部勞損導致頸椎骨質增生、頸椎韌帶鈣化、頸椎間盤萎縮等退行性改變，並且影響到頸部神經根、頸部脊髓或頸部重要血管而產生的骨科常見疾病。其主要症狀有頭、頸、臂、手等部位的疼痛及頸部功能障礙。中醫學認為，本病與氣血阻滯、風寒濕邪乘虛而入、阻於經絡有關，久則肝腎虧虛、經脈失養，筋骨懈惰不利。

〔取穴〕（圖 2-44）

大椎：取法見感冒。

肩井：取法見落枕。

大杼：取法見三叉神經痛。

身柱：取法見支氣管哮喘。

天宗：取法見膽囊炎。

肩髃：取法見腦血管意外後遺症。

曲池：取法見肺結核。

陽陵泉：取法見慢性肝炎。

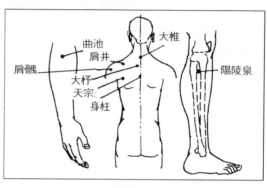

圖 2-44

〔拔法〕

　　取上述穴位，採用單純罐或藥煮罐法，吸拔並留罐
10～20分鐘。每日1次，15日為一療程，休息5日再
進行第二療程。

　　附方：防風10克、杜仲10克、麻黃10克、透骨
草10克、川椒10克、木瓜10克、土鱉蟲10克、羌活
10克、艾葉10克、蒼朮10克、獨活10克、紅花10
克、海桐皮10克、乳香5克、沒藥5克、穿山甲15
克、川芎15克、葛根15克，加水煮沸後，煮罐1～3
分鐘，取出拔穴用。

〔禁忌〕

忌長時間低頭屈頸工作，忌受風寒。

十二、項韌帶損傷

項韌帶起於所有的頸椎棘突，止於枕外隆凸和枕外峰。其兩側有頭頰肌、斜方肌附著，這些肌肉的收縮牽拉以及頭頸部的頻繁活動均會導致項韌帶的損傷。急性損傷者，局部疼痛明顯，頸部活動受限；慢性損傷者，自覺頸後鈍痛，酸脹不適，長時間伏案工作之後症狀加重，多發於伏案工作者。

〔取穴〕（圖 2-45）

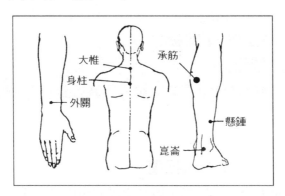

圖 2-45

阿是穴：患部區域。

大椎：取法見感冒。

身柱：取法見膿腫。

承筋：在合陽穴與承山連線的中點，當腓腸肌肌腹

中央。

外關：取法見三叉神經痛。

懸鍾：取法見肋間神經痛。

崑崙：在外踝高點與跟腱之間的凹陷處。

〔**拔法**〕

取阿是穴，採用藥墊罐法吸拔，並留罐 5～20 分鐘；取大椎、身柱、承筋、外關、懸鍾、崑崙，採用單純罐法或刺絡罐法吸拔，並留罐 5～15 分鐘。每日 1 次，10 天一個療程。休息兩天再進行第二療程。

附方：劉寄奴 10 克、乳香 10 克、獨活 10 克、紅花 10 克、赤勺 10 克、澤蘭 12 克、透骨草 12 克、大黃 9 克。將上列藥研成粉，與麵粉和在一起，做成薄麵餅，貼於患處，用罐拔之。

〔**禁忌**〕

治療期間禁止頸部大幅度頻繁活動。注意頸部保暖。

十三、斜方肌損傷

斜方肌是頸肩部淺層肌肉受到副神經和第 3、4 頸神經前支支配，其上部收縮提肩胛，下部收縮降肩胛，中部收縮使肩胛骨向脊柱靠近。斜方肌損傷多發生在上部。臨床多為單側發病，患肩有酸痛、沈緊等不適感。少數人會向同側上肢放射，個別人可伴有頭痛、頭暈、耳鳴、眼花等。

〔**取穴**〕（圖 2-46）

阿是穴：損傷局部。

肩井：取法見落枕。

天宗：取法見落枕。

陽陵泉：取法見慢性肝炎。

外關：取法見三叉神經痛。

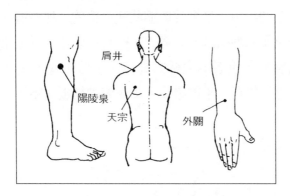

圖 2-46

〔**拔法**〕

　　取阿是穴，用藥煮罐吸拔，並留罐 5～20 分鐘；取肩井、天宗、陽陵泉、外關，採用單純罐法或刺絡罐法，吸拔並留罐 3～15 分鐘，每日 1 次，每 10 日為一療程。

　　附方：當歸 10 克、羌活 10 克、獨活 10 克、紅花 10 克、防風 9 克、蒼朮 9 克、白芷 9 克、白毛藤 12 克、伸筋草 15 克、桂枝 15 克、細辛 4 克，用水煎沸，煮罐 1～3 分鐘。

禁忌肩頸大幅度活動。

十四、前斜角肌綜合徵

　　前斜角肌綜合徵是指頸椎旁中下段的前斜角肌，多因頸椎病使支配該肌的神經受到刺激作用後，斜角肌發生痙攣而出現一系列臨床症狀與體徵的一種疾病。其表現多為單側性上肢疼痛無力，亦有對側性，臂上舉時疼痛可減輕。重者疼痛會向耳後、上肢串痛，手部肌萎縮，感覺障礙，手臂發涼。本病因神經根受壓使前斜角肌痙攣而致。

〔取穴〕（圖 2-47）

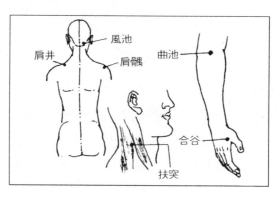

圖 2-47

　　風池：在項後枕骨下兩側、斜方肌端與胸鎖乳突肌之間凹陷處。

　　肩井：取法見高血壓。

扶突：位於頸外側，喉結旁開3寸。

肩髃：取法見腦血管意外後遺症。

曲池：取法見肺結核。

合谷：取法見感冒。

〔拔法〕

取上述穴位，採用單純罐法或刺絡罐法，吸拔並留罐5～20分鐘。每日1次。15天為一療程，休息5天，再進行第二療程。

〔禁忌〕

治療期間，上肢禁提重物，忌過度外展上肢動作。

十五、肩部扭挫傷

因外傷致肩部關節、筋膜、肌肉扭轉、牽拉、挫傷，使肩部腫脹、疼痛、功能障礙者稱為肩部扭挫傷。此病損傷部位主要在肩袖與鄰近軟組織，故又稱「肩袖損傷」。其主要表現為局部腫脹或有輕度淤血斑，疼痛，肩關節活動功能受限，外展上肢力減弱等。其病因、病機是因肩關節過度扭轉、重物擊打肩部或上肢突然外展所致。

〔取穴〕（圖2-48）

阿是穴：受傷局部。

肩髃：取法見腦血管意外後遺症。

肩髎：在肩井與曲垣穴連線的中點，肩胛骨上角處。

肩貞：在肩關節後下方，腋後紋頭上1寸處。

抬肩：在肩峰前下1.5寸處。

舉臂穴：在抬肩穴下2寸處。

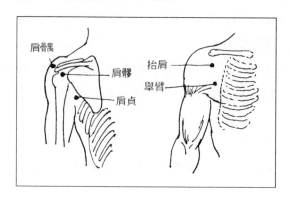

圖 2-48

〔拔法〕

　　取阿是穴，上擦正骨水或骨友靈、萬花油等，用罐吸拔，並留罐5～10分鐘；取肩髃、肩髎、肩貞、抬肩、舉臂穴，採用單純罐法或藥煮罐、刺絡罐法，吸拔留罐5～20分鐘。每日1次。

　　附方：側柏葉2份，黃伯1份，大黃2份，薄荷1側，澤蘭1份，水煎沸煮罐1～3分鐘。

〔禁忌〕

忌受風寒。

十六、岡上肌肌腱炎

因勞損、外傷或感受風寒濕邪而致岡上肌肌腱發

炎，當肩關節活動在一定範圍（60°～120°）內產生疼痛者稱為岡上肌腱炎。多發於 50～60 歲的中老年人。臨床表現為，多由上臂突然外展、慢性勞損或受風著涼引起，重者會發生肌腱鈣化，影響肩關節功能，肩部疼痛、上臂外展時加重，向頸部或上肢橈側串痛。病因、病機為，當上臂外展 90°時，肩峰下滑囊完全縮進肩峰下面，岡上肌腱很容易受到摩擦，日久形成勞損。中年以後岡上肌退行性變更易勞損，呈慢性炎症改變，轉變為岡上肌腱炎。

〔取穴〕（圖 2-49）

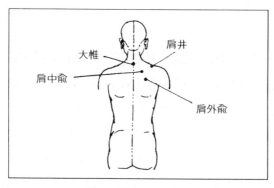

圖 2-49

阿是穴：患部壓痛敏感點。

肩井：取法見落枕。

肩外俞：取法見丹毒。

肩中俞：在第 7 頸椎棘突下旁開 2 寸處。

大椎：取法見感冒。

〔拔法〕

取阿是穴，採用刺絡罐法或貯藥罐法，吸拔並留罐5～20分鐘；取肩井、肩外俞、肩中俞、大椎，採用單獨罐或刺絡罐，吸拔並留罐5～15分鐘。每日1次或隔日1次，15天一個療程，休息5天再進行第二個療程。

附方： 千年健12克，桂枝12克，伸筋草15克，透骨草15克，防風9克，紅花9克，劉寄奴9克，蘇木9克，荊芥9克，川芎9克，威靈仙9克。水煎，將藥液貯於拔罐內拔穴用。

〔禁忌〕

忌受風寒。

十七、肱二頭肌長頭肌腱炎和腱鞘炎

肱二頭肌長頭肌腱和腱鞘，因勞損或感受風寒濕邪而致發炎，引起局部疼痛與功能受限。其表現大多數呈慢性發病過程，多有肩部勞損史，早期局部酸脹，不適感，以後逐漸加重，持續性疼痛，活動時加重，休息後暫可減輕，有時向三角肌和上臂放射。本病常發生於長期反覆過度活動的體力勞動者，該腱鞘因經常受肌腱刺激，發生急性或慢性創傷性炎症，充血滲液瘀腫，其腱的表面漿膜與鞘的內膜呈現病理性變化，進而促成組織變性、肥厚等演變。

此外，肩袖損傷、鈣質沈著、肩關節囊內病變等，均可累及本腱而發病。

〔取穴〕（圖 2-50）

肩髃：取法見腦血管意外後遺症。

肩前：在腋前皺襞盡端與肩髃穴連線的中點。

肩髎：取法見肩部扭挫傷。

阿是穴：患部壓痛點。

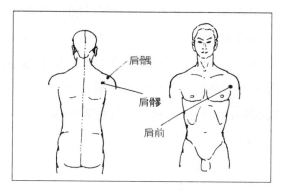

圖 2-50

〔拔法〕

取阿是穴，用刺絡罐法或貯藥罐法，吸拔、留罐5～20分鐘；取肩髃、肩前、肩髎，採用單純罐或刺絡罐法，吸拔、留罐5～15分鐘。每日1次，15日一個療程，休息5天再進行下個療程。

附方：伸筋草15克，石楠藤15克，薑黃15克，桂枝15克，透骨草15克，防風15克，艾葉15克。水煎成藥液貯於拔罐內拔穴用之。

〔禁忌〕

忌受風寒，注意保暖。防止病情反覆。

十八、肩關節周圍炎

肩關節周圍炎是肩關節囊和關節周圍軟組織的一種退行性炎症性疾病，以 50 歲左右者多見，故又名「五十肩」。女性多於男性。臨床特點，初期肩周圍微有疼痛，1～2 週後，疼痛漸重，上臂外展、外旋功能開始受限。本病多因年老體弱，肝腎不足，氣血虛弱，筋骨失於濡養，加之外傷或感受風寒濕邪，使筋脈不通，氣血凝滯，不通則痛，造成活動受限。日久則關節囊、韌帶、肌腱黏連，肌肉萎縮，形成肩關節周圍炎。

〔取穴〕（圖 2-51）

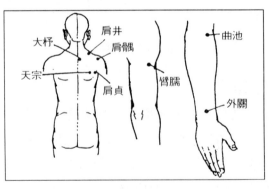

圖 2–51

阿是穴：患部壓痛點。

肩髃：取法見腦血管意外後遺症。

肩井：在肩上凹陷處，缺盆上，大骨前。

肩貞：在肩關節後下方、腋後紋頭上 1 寸處。

天宗：取法見落枕。

大杼：在第1胸椎棘突下旁開1.5寸處。

臂臑：在曲池穴與肩髃穴的連線上，曲池穴上7寸處、肱骨外側三角肌下端凹陷中。

外關：取法見三叉神經痛。

曲池：取法見肺結核。

〔拔法〕

取阿是穴，上塗抹風濕油、藥酒，採用走罐法，推拉15～20次；取肩髃、肩井、肩貞、天宗、大杼、臂臑、外關、曲池，採用單純罐法，或刺絡罐法吸拔並留罐5～20分鐘。每日1次或隔日1次。15日一個療程，休息5日再進行一下療程。

附方：草烏3克，白芷1克，羌活2克，桂枝3克，乾薑3克，南星2克，赤芍3克，川芎1克，當歸2克，乳香1克，用酒精250克浸半月後用。

〔禁忌〕

治療期間忌過度勞累，同時注意保暖。

十九、肘部扭挫傷

肘部扭挫傷是指肘關節受直接暴力或間接暴力作用下的軟組織損傷。臨床特點為，有明顯外傷史，傷後關節腫脹、疼痛及功能障礙，有的出現淤斑。壓痛點往往在肘關節的內後方和內側副韌帶附著處。本病多由直接暴力的打擊或跌撲、由高處墜下、失足滑倒、手掌撐地

時肘關節處於過度外展或伸直而造成。

〔**取穴**〕（圖2-52）。

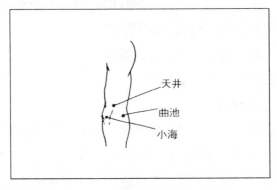

天井
曲池
小海

圖2-52

曲池：取法見肺結核。

小海：在肘關節內側，尺骨鷹嘴與肱骨內上髁之間、尺神經溝中。

天井：在尺骨鷹嘴後上方約1寸許凹陷處。

阿是穴：患部壓痛點。

〔**拔法**〕

取阿是穴，上塗抹正骨水或骨友靈、息傷樂等，採用單純罐法吸拔並留罐5～20分鐘；取曲池、小海、天井，採用單純罐或刺絡罐，吸拔並留罐3～15分鐘。每日1次。

〔**禁忌**〕

忌受風寒。

二十、岔氣

岔氣又稱胸壁扭傷。發病原因多為強力舉重、用力過猛或搬扛重物用力不當，或擠壓或咳嗽時發生氣機失調，或胸部長時間處於扭曲姿勢。主要表現為胸肋部脹滿、疼痛劇烈、不敢深呼吸、咳嗽，轉動胸部疼痛加劇。屬中醫「胸痛」範疇，其病因、病機為氣機失調、氣滯血淤。

〔**取穴**〕（圖2-53）

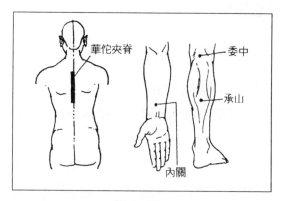

圖2-53

阿是穴：傷處痛點。

華佗夾脊：損傷部位相對應處。

內關：掌側腕橫紋上2寸，兩筋之間。

委中：取法見坐骨神經痛。

承山：取法見痔瘡。

〔拔法〕

取阿是穴，採用閃罐法閃罐 10～15 次後，留罐 5～15 分鐘；取華佗夾脊，上擦藥酒，採用走罐法，推拉罐 10～20 次；取內關、委中、承山，採用單純罐法或刺絡罐法，吸拔、留罐 3～15 分鐘。每日 1 次。

附方：三棱 15 克，莪朮 15 克，三七 15 克，紅花 15 克，制草烏 15 克，血竭 6 克，白芷 12 克，透骨草 9 克，生大黃 9 克，冰片 3 克，梔子 6 克。用 1000 克酒精浸泡半月後擦皮膚用。

〔禁忌〕

忌受風寒，平時注意儘可能變換姿勢。

二十一、肋軟骨炎

肋軟骨炎是一種肋軟骨非化膿性炎症。多見於青年女性，其主要症狀為單側或雙側肋軟骨隆起，隱痛或刺痛，勞累後加重。本病屬於中醫的「胸痛」「胸痺」範疇，其病因、病機為挫閃撞擊、外傷筋骨或風寒襲絡、氣血痺阻所致。

〔取穴〕（圖 2-54）

阿是穴：患部壓痛點。

神藏：第 2 肋間隙前正中線旁開 2 寸。

大椎：取法見感冒。

身柱：取法見膿腫。

內關：取法見肺炎。

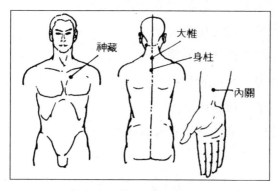

圖 2-54

〔拔法〕

　　取上述穴位，採用單純罐法或刺絡罐法，吸拔並留罐3～20分鐘，每日1次或隔日1次。

〔禁忌〕

忌碰撞或用力按壓患部。

二十二、強直性脊柱炎

　　強直性脊柱炎是引起脊柱強直的一種慢性病，起病多遲緩，有持續性腰痛，伴晨僵，活動後減輕。過去有人將其歸於類風濕性關節炎，兩者雖有許多共同之處，但是從發病年齡、性別、患病部位和對治療的反應等各項臨床指標分析，兩者均不相同。目前已公認本病屬結締組織疾病。

〔取穴〕（圖2-55）

阿是穴：患部痛處。

華佗夾脊：患椎棘突下旁開0.5寸。

大椎：取法見感冒。

身柱：取法見膿腫。

腰俞：當骶管裂孔處。

腎俞：取法見高血壓。

委中：取法見坐骨神經痛。

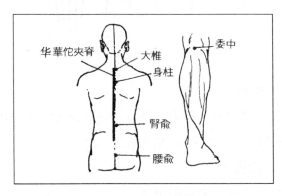

圖2-55

〔拔法〕

取阿是穴，用單純罐吸拔並留罐5～15分鐘；取華佗夾脊，用密排罐法吸拔，並留罐5～20分鐘；取大椎、身柱、腰俞、腎俞，採用單純罐或留針罐法吸拔，並留罐5～20分鐘；取委中穴，採用刺絡罐法，吸拔並留罐3～10分鐘。每日1次，15天一個療程。

〔禁忌〕

忌受風寒。

二十三、腰部軟組織勞損

腰部軟組織勞損是指腰部肌肉、筋膜與韌帶軟組織的慢性損傷，是腰腿痛中最常見的疾病。常有急性損傷病史，可由累積性勞損或急性期發作治療不徹底所致。主要症狀為腰部不適或隱痛，或持續性鈍痛，多因連續彎腰勞動、劇烈活動、受寒或受潮濕後引起發作或加重。本病屬於中醫「腰痛」範疇。中醫學認為是由於勞逸不當，筋骨活動失調，氣血運行不暢，導致筋膜鬆弛，瘀血凝滯；或汗出當風，寒濕侵襲，痹阻督帶，久而不散；或五旬以上中老年人，肝腎虧虛，骨髓不足，氣血運行失調，督帶俱虛，筋骨痿弱而致。

〔取穴〕（圖2-56）

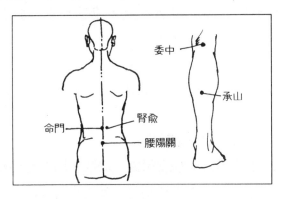

圖 2-56

阿是穴：腰部痛點。

腎俞：取法見高血壓。

腰陽關：取法見腎小球腎炎。

委中：取法見坐骨神經痛。

命門：取法見泄瀉。

承山：取法見痔瘡。

〔拔法〕

取上述穴位，採用單純罐法，或藥煮罐法吸拔並留罐 10～20 分鐘；取脊柱兩側經脈循行部位，塗上驅風藥酒、風濕油等，採用走罐法推拉走罐皮膚深紅為度。每日 1 次。

附方：艾葉 10 克，防風 10 克，杜仲 10 克，麻黃 10 克，木瓜 10 克，川椒 10 克，穿山甲 10 克，土鱉蟲 10 克，羌活 10 克，蒼朮 10 克，獨活 10 克，蘇木 10 克，紅花 10 克，桃仁 10 克，透骨草 10 克，千年健 10 克，海桐皮 10 克，乳香 5 克，沒藥 5 克。加水煮沸後，煮罐 1～3 分鐘，取出拔穴。

〔禁忌〕

忌受涼，禁房事。注意糾正不良姿勢。

二十四、急性腰扭傷

急性腰扭傷是指腰部肌肉、筋膜、韌帶或小關節，因過度扭曲或牽拉所致的損傷，多由搬抬重物用力過猛或身體突然旋轉而引起。臨床表現為腰痛劇烈，腰不能挺直，俯、仰、轉側均困難。屬中醫學「傷筋」範疇。其病因、病機為負重不當或過度扭曲而致關節筋肉絡脈

受損、氣血壅滯所致。

〔**取穴**〕（圖 2-57）

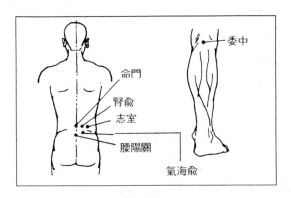

圖 2-57

阿是穴：傷處痛點。

命門：取法見泄瀉。

腎俞：取法見高血壓。

腰陽關：取法見腎小球腎炎。

志室：在第 2 腰椎棘突下旁開 3 寸處。

氣海俞：在第 4 腰椎棘突下旁開 1.5 寸處。

委中：取法見坐骨神經痛。

〔**拔法**〕

取阿是穴，採用刺絡罐法，吸拔並留罐 5～15 分鐘；取命門、腎俞、腰陽關、志室、氣海俞、委中，採用單純罐法或藥煮罐法，吸拔並留罐 3～20 分鐘。每日 1 次。

附方：伸筋草 15 克，透骨草 15 克，荊芥 15 克，

防風 15 克，防己 15 克，附子 15 克，千年健 15 克，路路通 15 克，威靈仙 15 克，桂枝 15 克，秦艽 15 克，羌活 15 克，獨活 15 克，麻黃 15 克，紅花 15 克，加水煮沸後煮罐 1～3 分鐘，取出拔穴。

〔**禁忌**〕

忌腰部受寒。注意休息，應臥硬板床。

二十五、腰椎間盤突出症

　　腰椎間盤突出症指腰椎間盤退行性變化或外傷後腰椎間盤纖維環破壞，而引起椎間盤向椎管內後方突出，壓迫神經根所導致的以腰痛及一系列神經根症狀為特點的疾病。屬於中醫「腰腿痛」範疇。臨床多表現為一側腰痛伴下肢放射痛，脊柱側彎和運動受限，腰部壓痛、叩擊痛並放射至患肢，皮膚感覺失常、肌力減弱等。

〔**取穴**〕（圖 2-58）

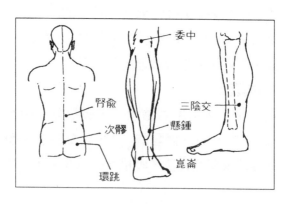

圖 2-58

阿是穴：患部痛處。

腎俞：取法見高血壓。

次髎：取法見腎小球腎炎。

環跳：在股骨大轉子高點與骶管裂孔連線的外 1/3 與內 2/3 交點處。

委中：取法見坐骨神經痛。

三陰交：取法見急性胃炎。

崑崙：取法見項韌帶損傷。

懸鍾：取法見肋間神經痛。

〔拔法〕

取上述穴位，採用單純罐法或刺絡罐法或留針罐法，吸拔並留罐 5～20 分鐘。每天 1 次，15 日為一療程，休息 5 日，再進行下一療程。

〔禁忌〕

忌彎腰活動，禁用坐位脊柱旋轉扳法。

二十六、臀上皮神經損傷

臀上皮神經損傷是指腰臀部軟組織損傷中，直接或間接地影響到臀上皮神經，出現一系列的臨床症狀。主要表現為以腰臀部疼痛為主。急性損傷後疼痛劇烈，呈刺痛或撕裂樣疼痛；可向下肢放射，但不超過膝關節，彎腰困難，起坐受限，有腰部用不上力氣的感覺。患部有明顯壓痛。多在勞動時發生，尤其是由身體左右旋轉時，使臀上皮神經在髂嵴下方一段受損傷，或者發生細

微的解剖位置改變；或由於暴力所致臀部的淺深筋膜、肌肉的損傷，損傷後局部軟組織張力增高，而出現反應性充血水腫，繼而導致筋膜黏連，引起局部軟組織無菌性炎症，壓迫或牽拉刺激臀上皮神經。

〔取穴〕（圖 2-59）

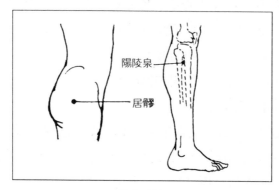

圖 2-59

阿是穴：損傷患處痛點。

居髎：在髂前上棘與股骨大轉子連線的中點處。

陽陵泉：在腓骨小頭前下方凹陷處。

〔拔法〕

取阿是穴，採用走罐法，沿痛點上下推拉走罐 5～15 次後，留罐 3～15 分鐘；取居髎、陽陵泉，採用單純罐或刺絡罐或貯藥罐法吸拔，並留罐 10～20 分鐘，每日 1 次或隔日 1 次。

附方：伸筋草 10 克，海桐皮 10 克，大秦艽 10 克，獨活 10 克，當歸 10 克，山鉤藤 10 克，川紅花 6

克，乳香6克，沒藥6克，煎成藥液貯於拔罐內拔穴用。

〔禁忌〕

腰部禁做劇烈旋轉活動，以防復發。

二十七、梨狀肌綜合徵

梨狀肌綜合徵是由於梨狀肌損傷刺激，或壓迫坐骨神經所引起的一側臀腿痛為主的病症。髖部扭閃時，髖關節急劇外旋，梨狀肌猛烈收縮，或髖關節突然內收、內旋，使梨狀肌受到牽拉或肩負重物或久站久蹲，感受風寒均能使梨狀肌遭受損傷。損傷後充血、水腫、痙攣，肥厚的梨狀肌刺激或壓迫坐骨神經而引起臀腿痛。表現為深在性酸脹痛，放射至患側大腿後側、小腿後外側，咳嗽、打噴嚏、排便可使疼痛加劇。本綜合徵屬中醫學「痹證」範疇，為氣滯血淤所致。

〔取穴〕（圖2-60）

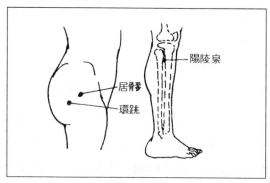

陽陵泉
居骨髎
環跳

圖2-60

阿是穴：痛點患部。

居髎：在髂前上棘與股骨大轉子連線中點處。

環跳：在臀部大腿外側凹陷處。

陽陵泉：取法見慢性肝炎。

〔拔法〕

取阿是穴，用梅花針扣打後，用走罐法沿坐骨神經走行推拉罐至皮膚潮紅。取居髎、環跳、陽陵泉用單純罐法或刺絡罐法，吸拔並留罐5～20分鐘。每日1次或隔日1次。

〔禁忌〕

忌風寒，禁過度勞累。

二十八、坐骨神經痛

坐骨神經痛係一綜合徵，其臨床表現為坐骨神經通路及其分佈區，即臀部、大腿後側、小腿後外側和足部外側的疼痛。有原發性和繼發性兩類。原發性坐骨神經痛即坐骨神經炎，主要是間質炎，多因肌炎及纖維組織炎在感染時受冷而誘發；繼發性是由於椎間盤脫出、腰骶骨質增生等，使坐骨神經通路受累所致。患者多為成人，常為一側受害。疼痛多由臀部或髖部開始，向下沿大腿後側、膕窩、小腿外側和足背部外側擴散，在持續性鈍痛的基礎上有發作性加劇；根性坐骨神經痛常從腰部開始向下放射。本病歸屬於中醫學的「痹證」範疇。其病因、病機為風寒、濕邪客於足少陽經脈，致使該經

氣血阻滯所致。

〔**取穴**〕（圖 2-61）

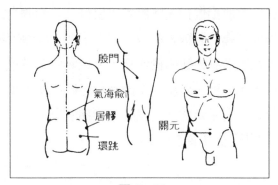

圖 2-61

阿是穴：患處壓痛點。

氣海俞：在第 3 腰椎棘突下旁開 1.5 寸處。

環跳：取法見梨狀肌綜合徵。

殷門：在承扶穴與委中穴的連線上，承扶穴下 6 寸處。

關元：在腹正中線上臍下 3 寸處。

居髎：取法見梨狀肌綜合徵。

〔**拔法**〕

取阿是穴，採用藥煮罐法或留針罐法或刺絡罐法，吸拔留罐 5～20 分鐘；取氣海俞、環跳、殷門、關元、居髎，採用單純罐、藥煮罐、刺絡罐法吸拔並留罐 5～20 分鐘。每日 1 次，或隔日 1 次。

〔**禁忌**〕

忌風寒、濕邪，禁過於勞累。

二十九、股內收肌損傷

股內收肌損傷指大腿股內收肌群，受到強力的牽拉或挫傷而引起的肌纖維斷裂、局部出血、腫脹等病理改變，多數患者感大腿內側疼痛，尤以恥骨部較重；患肢不敢用力，外展、外旋、下蹲及行走時疼痛加重。患處肌肉緊張，有呈條索狀的筋結，壓痛明顯。

〔取穴〕（圖 2-62）

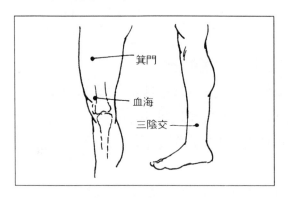

圖 2-62

阿是穴：損傷患處痛點。

血海：在髕骨內上方 2 寸處。

箕門：在血海穴直上 6 寸處，當縫匠肌內側。

三陰交：取法見急性胃炎。

〔拔法〕

取阿是穴，用骨友靈等骨科搽劑搽患部，用罐吸拔並留罐 5～20 分鐘；取血海、箕門、三陰交用單純罐、

刺絡罐，或貯藥罐吸拔並留罐 5～20 分鐘。每日 1 次。

附方：透骨草 15 克，防風 15 克，伸筋草 15 克，荊芥 15 克，防己 15 克，附子 15 克，千年健 15 克，威靈仙 15 克，羌活 15 克，獨活 15 克，紅花 15 克，水煎成液貯於罐中，吸拔穴用。

〔**禁忌**〕

治療期間，忌腿部劇烈運動。

三十、增生性膝關節炎

增生性膝關節炎是指關節的局部損傷、炎症或慢性勞損，引起關節軟骨面變性，骨質增生、骨刺形成，導致關節出現一系列症狀、體徵。增生性關節炎可分為繼發性和原發性兩種。繼發性者常繼發於關節的先天或後天畸形、關節損傷、關節炎症等；原發性者多見於老年人，其發生往往受遺傳和體質的影響。主要表現為關節疼痛，或為持續性鈍痛，或為活動時突然刺痛，並伴有腿軟欲跌的感覺。運動後症狀加重，休息後減輕。關節功能常受到輕度或中度限制。有時會有關節積液。

〔**取穴**〕（圖 2-63）

梁丘：在髂前上棘與髕骨外上緣的連線上，膝髕外上緣上 2 寸處。

犢鼻：在髕骨下緣髕韌帶外側凹陷處。

血海：在髕骨內上緣上 2 寸，當股四頭肌內側頭的隆起處。

陰陵泉：取法見腸炎。

風市：大腿外側正中，膕橫紋水平線上 7 寸，股外側肌與股二頭肌之間。

大杼：在第一胸椎棘突下旁開 1.5 寸處。

陽谷：在腕關節側及尺骨莖突與豌豆骨之間凹陷處，赤白肉際處。

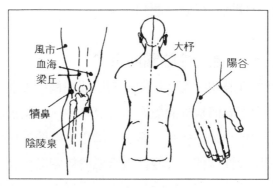

圖 2-63

〔拔法〕

取上述穴位，採用單純罐法或塗擦正骨水或骨友靈的塗藥罐法或貯藥罐法或刺絡罐法吸拔並留罐 5～20 分鐘。每日 1 次或隔日 1 次。

附方：桑寄生 8 克，續斷 8 克，秦艽 8 克，木瓜 8 克，牛膝 8 克，獨活 8 克，羌活 8 克，當歸尾 8 克，白藥 8 克，生地 8 克，桃仁 8 克，乳香 8 克，沒藥 8 克，五加皮 8 克，地骨皮 8 克，茯苓 8 克，甘草 8 克。水煎成藥液，貯罐內吸拔穴位用。

〔禁忌〕

忌從事劇烈活動。

三十一、髕下脂肪墊損傷

髕下脂肪墊損傷，是指損傷或勞損及膝部其他疾患引起髕下脂肪墊炎性疼痛。多發生於 30 歲以上、經常爬山、下蹲或步行等膝關節運動較多的人，女性多於男性。本病多因反覆的膝關節挫、碰、扭傷引起，傷後發生水腫、機化，久立出現退行性改變，逐漸發生增厚、疼痛和腫脹。其表現為髕韌帶深層壓痛，下樓痛重，膝過伸位疼痛加重。髕下脂肪墊壓痛明顯。

〔取穴〕（圖 2-64）

梁丘：取法見增生性膝關節炎。

陽陵泉：取法見慢性肝炎。

阿是穴：患處壓痛點。

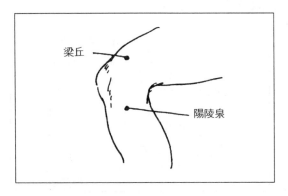

梁丘

陽陵泉

圖 2-64

〔拔法〕

　　取上述位穴，採用單純罐法或用刺絡罐法或留針罐法或外擦骨友靈等塗藥罐法吸拔並留罐 5～20 分鐘，每日1次。

〔禁忌〕

　　忌風寒。

三十二、踝關節扭傷

　　踝關節扭傷為臨床常見的損傷。多由行走不平的道路、上下樓時不慎踩空，或騎車跌倒時，如踝關節處於跖屈時，因距骨軟骨面前窄後寬，可向兩側輕微活動而使踝關節不穩定而引起損傷。其表現為，傷後踝部感覺疼痛，活動功能障礙，損傷輕者局部腫脹，重者整個踝關節均會腫脹，並明顯的皮下積瘀，皮膚呈青紫色，跛行步態，傷足不敢用力著地，活動時疼痛加劇。

〔取穴〕（圖 2-65）

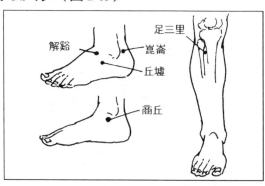

圖 2-65

阿是穴：傷處痛點。

丘墟：在外踝前下方趾長伸肌腱外側凹陷處。

商丘：在內踝前下方凹陷處，舟骨結節與內踝高點連線的中點處。

解谿：在足背踝關節橫紋中央凹陷處。

崑崙：取法見項韌帶損傷。

足三里：取法見支氣管炎。

〔拔法〕

取上述穴位，採用單純罐法、或刺絡罐法或貯藥罐法吸拔並留罐 5～20 分鐘。每日 1 次。

附方：桑枝 10 克，桂枝 10 克，伸筋草 10 克，透骨草 10 克，牛膝 10 克，木瓜 10 克，乳香 10 克，沒藥 10 克，羌活 10 克，落得打 10 克，補骨脂 10 克，淫羊藿 10 克，萆薢 10 克。煎成藥液貯於拔罐內拔穴用。

〔禁忌〕

忌風寒。

三十三、跟痛症

跟痛症又稱足跟痛，即足跟底部局部性疼痛。臨床上以中老年多見，體型肥胖婦女易患此症。多因長途跋涉或負重行走，使跖腱膜和趾短屈肌等，在跟骨結節附著部受到反覆牽扯而發生無菌性炎症。伴有扁平足的患者，更易發生勞損。如炎症長期存在，則逐漸纖維化、鈣化，形成與跖腱膜方向一致的骨刺。臨床表現為足跟

部疼痛，不能站立，行走困難，足跟內側有一明顯的痛點，並有筋結樣的反應物。常在久坐和晨起下床時疼痛加重，行走活動後可緩解。中醫學認為本症與腎虛有關。

〔取穴〕（圖 2-66）

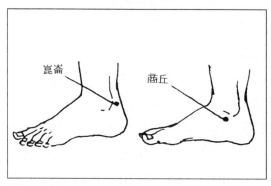

崑崙　　商丘

圖 2-66

阿是穴：患處痛點。

崑崙：在外踝與跟腱之間凹陷處。

商丘：在內踝前下方凹陷處。

〔拔法〕

取上述穴位，採用單純罐法、刺絡罐法或用貯藥罐法吸拔並留罐 5～20 分鐘。每日 1 次。

附方：牛膝 8 克，伸筋草 8 克，海桐皮 8 克，桑寄生 8 克，羌活 8 克，當歸 8 克，澤蘭葉 8 克，老鸛草 8 克，生龍骨 6 克，木瓜 6 克，生川烏 6 克，生草烏 6 克。加水煎成藥液貯於拔罐內拔穴用。

〔禁忌〕

2～3天內禁急跑或劇烈運動。

第三節　婦科病症

一、月經失調

月經失調是婦女的一種常見疾病，表現為月經在期、量、色、質上的異常，包括月經周期紊亂、出血期延長或縮短、出血量增多或減少，甚至月經閉止。現代醫學認為體內雌激素分泌失調、植物神經功能紊亂、精神刺激、寒冷、疲勞和某些全身性疾病等，都可以導致此病的發生。中醫學則認為月經失調，主要是由於心脾或肝腎等臟腑的病變，引起沖、任二脈氣血津液生化的失常。月經先期，多因肝鬱化火、血熱妄行或腎陰虧耗、血虛而熱及脾不統血所致。月經後期，多為寒凝氣滯、氣血不足所致。先後無定期，多為肝鬱氣滯或肝腎虧損所致。經量過多過少，多因氣不攝血或血熱及心脾虧損、血海空虛或寒凝瘀阻所致。月經失調常伴有精神疲乏或煩躁不安等各種全身症狀。

〔取穴〕（圖 2-67）

膈俞：取法見慢性肝炎。

肝俞：取法見急性胃炎。

脾俞：取法見支氣管炎。

腎俞：取法見糖尿病。

氣海：取法見胃下垂。

關元：取法見支氣管哮喘。

中極：在腹正中線上臍下4寸處。

陰陵泉：取法見腸炎。

地機：在陰陵泉下3寸處。

三陰交：取法見急性胃炎。

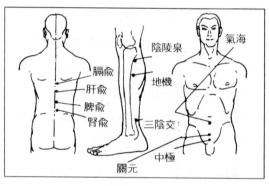

圖2-67

〔拔法〕

取上述穴位，採用單純罐法或刺絡罐法吸拔並留罐3～15分鐘；在膈俞至腎俞之間採用走罐法，直上直下推拉走罐10～20次。每日1次。

〔禁忌〕

治療期間忌精神緊張，過度勞累。

二、閉經

閉經是指年滿18歲女子，月經仍未來潮或來潮後

又出現連續停經三個月以上者。現代醫學稱前者為原發性閉經，後者為繼發性閉經。認為先天因素（如子宮、卵巢、陰道發育不全等）和貧血、精神因素、寒冷刺激等均可導致閉經。中醫學認為閉經的原因，不外是虛、實造成。虛者，多因肝腎不足，精血兩虧；或因氣血虛弱、血海空虛、無血可下。實者，多因氣滯血淤，痰濕阻滯，沖任不通，經血不得下行而致。其表現以虛證為多，一般常見頭暈肢軟、口淡納差、心悸失眠、精神萎靡等。而實證者則見胸脇脹滿、小腹脹痛諸症。

〔取穴〕（圖 2-68）

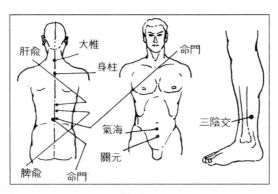

圖 2-68

大椎：取法見感冒。

身柱：取法見支氣管哮喘。

肝俞：取法見急性胃炎。

脾俞：取法見支氣管炎。

腎俞：取法見高血壓。

命門：取法見泄瀉。

氣海：取法見胃下垂。

關元：取法見支氣管哮喘。

三陰交：取法見急性胃炎。

〔拔法〕

取上述穴位，採用單純罐法、刺絡罐法或留針罐法，吸拔並留罐5～20分鐘；在肝俞至腎俞之間，採用走罐法，上下推拉罐10～20次。每日1次或隔日1次。

〔禁忌〕

治療期間禁止生氣暴怒。注意飲食結構，增加營養。

三、經 痛

經痛是指月經來潮及行經前後出現的下腹部疼痛，或伴有腹脹、乳房不適等全身症狀。現代醫學認為，原發性經痛以未婚女青年多見，為先天因素，如子宮過度前傾、後屈或子宮發育不良等造成。繼發性經痛以已婚婦女為多見，多因子宮炎症、瘜肉等後天因素所致。中醫學認為本病症是因氣血運行不暢所致。因月經為血所化，血隨氣行，氣充血沛，氣順血和，則經行通暢，自無疼痛之患。若氣滯血淤或氣虛血少，則有經行不暢，自無疼痛之患。若氣滯血淤或氣虛血少，則有經行不暢，不通則痛。造成氣血不暢的原因，有氣滯血淤、寒

濕凝滯、氣血虛損等等。其臨床表現是行經時少腹疼痛，隨月經周期而發作。根據疼痛發生的時間、疼痛的性質可辨別其寒、熱、虛、實的屬性。即一般以經前、經期痛者屬實，經後痛者為虛。痛時拒按屬實，喜按屬虛。得熱痛減為寒，得熱痛劇為熱。痛甚於脹，血塊排出疼痛減輕者為血淤，脹甚於痛為氣滯。絞痛、冷痛屬寒，刺痛屬熱，綿綿作痛或隱痛為虛。

〔**取穴**〕（圖 2-69）

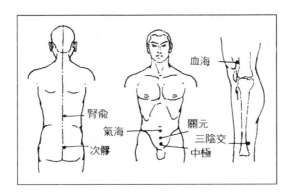

圖 2-69

腎俞：取法見高血壓。

次髎：取法見腎小球腎炎。

氣海：取法見胃下垂。

關元：取法見支氣管哮喘。

中極：取法見月經不調。

血海：取法見風濕性關節炎。

三陰交：取法見急性胃炎。

〔拔法〕

取上述穴位，採用單純罐法或出針罐法或刺絡罐法吸拔，並留罐 3～15 分鐘。每日 1 次或隔日 1 次。

〔禁忌〕

忌焦慮、緊張和恐懼心理。禁劇烈運動和過度勞累及飲食寒涼。應在每次月經來潮前 2～3 天開始治療。

四、盆腔炎

盆腔炎是盆腔內生殖器官如輸卵管、卵巢、子宮、盆腔腹膜及盆腔結締組織的炎性病變。現代醫學認為多因分娩、流產、月經期間同房、婦科手術後細菌感染所致。中醫學則認為行經、產後或平素體虛，邪毒內侵，營衛不和，氣血淤滯，以致熱毒壅盛，瘀積胞中而發病。常見症狀是下腹部墜脹、疼痛，伴見腰骶部酸痛、便秘及月經不調，陰道分泌物增多且穢臭等。

〔取穴〕（圖 2-70）

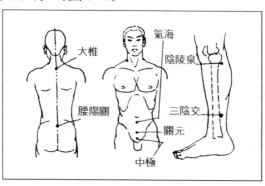

大椎
氣海
陰陵泉
腰陽關
三陰交
關元
中極

圖 2-70

大椎：取法見感冒。

腰陽關：在第4腰椎棘突下凹陷處，約與髂峭相平。

氣海：取法見胃下垂。

關元：取法見支氣管哮喘。

中極：取法見月經失調。

陰陵泉：取法見腸炎。

三陰交：取法見急性胃炎。

〔拔法〕

取上述穴位，採用單純罐法或刺絡罐法或出針罐法，吸拔並留罐5～20分鐘，每日1次或隔日1次。

〔禁忌〕

禁在經期、流產後性交、盆浴。忌思想焦慮、心情不暢。注意營養，要勞逸結合，並進行適當的體育鍛鍊。

五、帶下病

婦女陰道分泌物增多，連綿不斷，並伴有色澤和質地改變者，稱為帶下，是女性生殖系統疾病中的一種常見病症。導致帶下病的原因很多，如生殖系統炎症、腫瘤、子宮後屈、肺結核、糖尿病、盆血、精神刺激和陰道異物等。中醫學認為，帶下病多為腎氣不足，帶脈失司，使精液滑脫而下；或因脾失健運，濕濁積聚，蘊熱下注而成。其症會有帶下過多、色質異常、腥或穢臭，

並伴有陰部瘙癢或焮熱疼痛，或有腰酸痛、小腹脹痛等。中醫有將帶下分為白、黃、赤、青、黑五色帶下之稱，以前兩色多見。

〔取穴〕（圖 2-71）

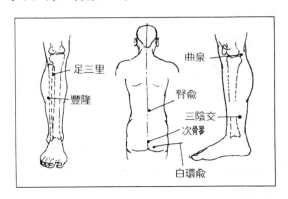

曲泉

足三里

腎俞

豐隆

三陰交

次骨髎

白環俞

圖 2-71

腎俞：取法見糖尿病。

次髎：取法見腎小球腎炎。

白環俞：在第4骶椎棘突下旁開1.5寸處。

曲泉：在膝關節內側橫紋頭上方凹陷處。

足三里：取法見支氣管炎。

豐隆：在外踝尖上8寸，條口穴外開一橫指，即脛骨前嵴外開二橫指。

三陰交：取法見急性胃炎。

〔拔法〕

取上述穴位，採用單純罐法或出針罐法或留針罐法或刺絡罐法，吸拔並留罐 5～20 分鐘。每日 1 次或隔日

1次。

〔禁忌〕

忌生冷、辛辣等刺激性食物。

六、子宮下垂

子宮下垂是指子宮從正常位置沿陰道下降，至子宮
頸外口達坐骨棘水平以下，甚至子宮全部脫出於陰道口
外者。現代醫學認為因體弱消瘦、生育過多或產後休息
和調養不當，且蹲站過多以及咳嗽等造成腹壓過大，支
持子宮的韌帶、肌肉組織彈力下降和鬆弛而致。中醫學
稱本病症為「陰挺」「陰脫」等，認為是由於脾氣不
足、中氣下陷；腎氣虧損、維繫無力造成。常見症狀，
陰道自覺有物脫出，伴見腰酸背痛、小腹墜脹、屢有便
意、小便頻數或大便秘結、小便困難等。

〔取穴〕（圖2-72）

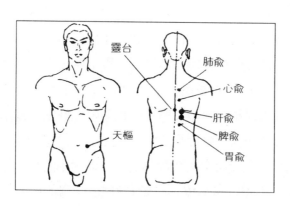

圖 2-72

靈台　肺俞　心俞　肝俞　脾俞　胃俞　天樞

天樞：取法見痢疾。

肺俞：取法見感冒。

心俞：取法見高血壓。

靈台：在第 6 胸椎棘突下凹陷處。

肝俞：取法見急性胃炎。

脾俞：取法見支氣管炎。

胃俞：取法見肺結核。

〔拔法〕

取上述穴位，採用單純罐法或刺絡罐法或出針罐法，吸拔並留罐 3～20 分鐘。每日 1 次，15 天為一療程。

〔禁忌〕

分娩後一個月內禁止進行腹壓的勞動。

七、妊娠嘔吐

妊娠嘔吐是指婦女懷孕 6 週左右，出現不同程度的噁心嘔吐綜合徵。現代醫學認為本病與精神因素、胃酸降低、絨毛膜促性腺激素增高、腎上腺皮質激素降低等有關。按嘔吐的嚴重程度，可分為晨吐和妊娠劇吐兩種。前者又稱「早孕反應」，指孕婦在妊娠早期出現擇食、食慾不振、輕度噁心嘔吐、頭暈、倦怠等症狀。噁心嘔吐多在清晨空腹時較為嚴重，但對生活和工作影響不大，不需特殊治療，一般在妊娠 12 週前後消失。後者發病率較低，但孕婦反應重，噁心嘔吐頻繁，不能進

食，個別患者會因劇吐引起酸中毒、肝功能衰竭等。本病歸於中醫學的「妊娠惡阻」範疇。其病因、病機為脾胃虛弱、肝膽氣鬱、沖脈氣盛使胃氣失於和降而致。

〔取穴〕（圖 2-73）

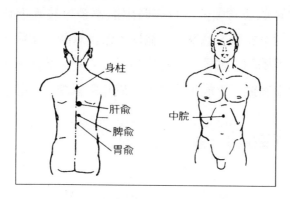

圖 2-73

肝俞：取法見急性胃炎。

脾俞：取法見支氣管炎。

身柱：取法見支氣管哮喘。

胃俞：取法見肺結核。

中脘：在腹正中線上、臍上 4 寸處、胸骨體下緣與臍中連線的中點。

〔拔法〕

取上述穴位，採用單純罐法或刺絡罐法，吸拔並留罐 5～15 分鐘，每日 1 次。

〔禁忌〕

施行拔罐時，吸力忌過強，起罐不宜過猛。

八、產後少乳

婦女產後乳汁分泌量少或全無，不能滿足喂哺嬰兒需要稱為產後缺乳。現代醫學認為，產後缺乳與孕前及孕期乳腺發育較差、分娩時出血過多、授乳方法不正確、過度疲勞、恐懼、不愉快等因素有關。本病可歸屬於中醫學的「缺乳」「乳汁不行」範疇。其病因、病機為氣血虛弱、不能化生乳汁，或肝鬱氣滯、經脈澀滯不通。

〔**取穴**〕（圖2-74）

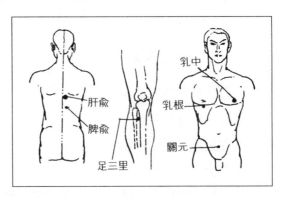

圖2-74

肝俞：取法見急性胃炎。

脾俞：取法見支氣管炎。

乳中：乳頭正中央。

乳根：乳頭直下，位於第5肋間隙前正中線旁開4寸處。

關元：取法見支氣管哮喘。

足三里：取法見支氣管炎。

〔**拔法**〕

取乳中穴，用組合擠氣罐吸拔，留罐搖晃罐體5～15分鐘；取肝俞、脾俞、乳根、關元、足三里，用單純罐法吸拔並留罐5～20分鐘。每日1次，3次為一個療程。

〔**禁忌**〕

忌哺乳有過長的間隔時間。哺乳時要保持心情愉快，保證足夠的營養，定時哺乳，建立良好的泌乳反射。

九、產後惡露不絕

產褥期間陰道內排出的血性惡露，一般在產後2～3週內完全乾淨，如超過此時間，仍然淋漓不斷者，稱為惡露不絕。其病主要是氣血運行失常所致。

〔**取穴**〕（圖2-75）

關元：取法見支氣管哮喘。

足三里：取法見支氣管炎。

三陰交：取法見急性胃炎。

氣海：取法見胃下垂。

中極：取法見月經失調。

地機：在陰陵泉穴直下3寸，當陰陵泉穴與三陰交穴的連線上。

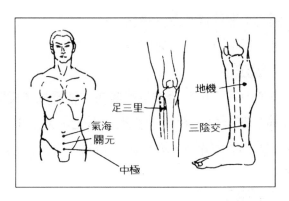

圖 2-75

〔拔法〕

　　取上述穴位，採用單純罐法或閃罐法或刺絡罐法進行吸拔並留罐 5～20 分鐘。每日 1 次。

〔禁忌〕

　　治療期間禁過度勞累或劇烈運動。

十、產後子宮收縮痛

　　產後子宮收縮痛，屬於生理性質。妊娠期子宮呈高度擴張，產後恢復原來狀態，這種較強的收縮會產生下腹疼痛。多數在 1 週左右逐漸消失。少數超過 1 週疼痛仍然明顯且伴隨惡露增加。本病歸屬中醫學的「產後腹痛」範疇。其病因、病機為產後血虛，寒邪凝滯，氣滯血淤。

〔取穴〕（圖 2-76）

　　腎俞：取法見糖尿病。

膈俞：取法見慢性肝炎。

氣海：取法見胃下垂。

關元：取法見支氣管炎。

中極：取法見月經失調。

血海：取法見風濕性關節炎。

三陰交：取法見急性胃炎。

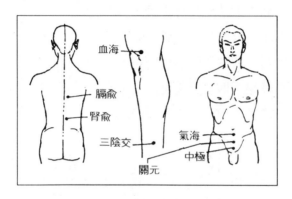

圖 2-76

〔拔法〕

取上述穴位，採用單純罐法或刺絡罐法，吸拔並留罐 5～20 分鐘。每日 1 次。

〔禁忌〕

治療期間禁忌勞累過度或劇烈運動。

十一、產後尿潴留

產後尿潴留主要是由於第二產程滯產、胎兒產出時壓迫膀胱及骨盆底的時間過長、產生暫時性神經支配障

礙，以及會陰切口的疼痛反射、膀胱尿道口水腫等原因造成的。臨床症狀為小便不通、小腹脹滿而疼痛。中醫學稱為癃閉。其病因、病機為膀胱損傷、膀胱氣化失職。

〔取穴〕（圖2-77）

氣海：取法見胃下垂。

中極：取法見月經失調。

關元：取法見支氣管哮喘。

次髎：取法見腎小球腎炎。

陰陵泉：取法見腸炎。

三陰交：取法見急性胃炎。

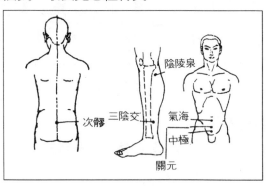

圖 2-77

〔拔法〕

取上述穴位，採用單純罐法或刺絡罐法，吸拔並留罐5～20分鐘。每日1次。

〔禁忌〕

注意休息，多食營養品。

十二、更年期綜合徵

更年期多指婦女月經按生理情況自然停止的前後階段（47～52歲左右）。現代醫學認為在更年期由於人體內分泌功能發生紊亂而出現一系列症狀，為更年期綜合徵。中醫學稱更年期綜合徵為絕經期，認為婦女在此期間體內氣血開始衰少，專司婦女生殖的沖脈和任脈的經氣隨之虧乏，此時胞宮得不到補充和濡養而漸失其月經和生育諸功能，從而出現體內氣血逆亂的現象。其病狀為煩躁、易怒、頭暈、失眠、心悸、出汗、體漸肥胖或皮膚感覺異常等。

〔取穴〕（圖2-78）

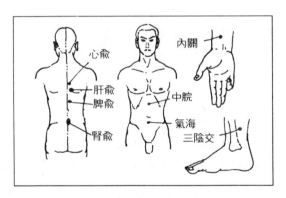

圖2-78

心俞：取法見高血壓。

肝俞：取法見急性胃炎。

脾俞：取法見支氣管炎。

腎俞：取法見高血壓。

中脘：取法見肺結核。

氣海：取法見胃下垂。

三陰交：取法見急性胃炎。

內關：取法見肺炎。

〔拔法〕

取上述穴位，採用單純罐法或刺絡罐法吸拔並留罐10～20分鐘；取心俞至腎俞之間，採用走罐法，上下推拉走罐至皮膚潮紅。每日1次。

〔禁忌〕

忌思想有顧慮。應調整心態，保持精神愉快。保證充分的睡眠休息，注意營養，適當體育鍛鍊。

第四節　兒科病症

一、小兒高熱

小兒高熱是指小兒體溫超過38.5℃而言。引起小兒高熱的原因很多，而且比較複雜，但以感受外邪所致者為多。由於照料不週，冷熱調節不當，小兒著涼感受風寒。其主要表現為發熱、寒顫或伴有感冒症狀。

〔取穴〕（圖2-79）

大椎：取法見感冒。

曲池：取法見肺結核。

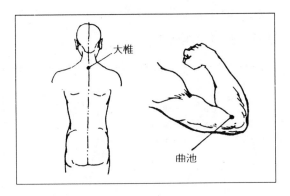

圖 2-79

〔拔法〕

　　取上述穴位，採用單純罐法或刺絡罐法吸拔並留罐5～10分鐘。

〔禁忌〕

　　忌受風寒。應讓患者多飲水。

二、小兒支氣管炎

　　小兒支氣管炎大都繼發於感冒或流行性感冒後。其特徵為咳嗽氣喘、發熱出汗，多為陣咳，咳吐白沫稀痰。中醫學認為，其病為感受外邪、肺失清肅，痰濁內生、貯肺作咳，或素體虛弱、肺脾受損所致。

〔取穴〕（圖 2-80）

　　肺俞：取法見感冒。

　　風門：取法見感冒。

　　大椎：取法見感冒。

身柱：取法見支氣管哮喘。

曲池：取法見肺結核。

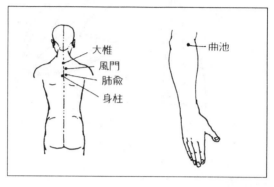

圖 2-80

〔拔法〕

取大椎、曲池穴用梅花針叩打出血，用罐吸拔並留罐 5～10 分鐘；取肺俞、風門，採用走罐法，來回推拉走罐於兩穴之間至皮膚潮紅；取身柱穴，採用單純罐法吸拔，並留罐 5～10 分鐘。每日 1 次。

〔禁忌〕

忌風寒外邪。

三、百日咳

百日咳是一種呼吸道傳染病。是百日咳桿菌引起的一種小兒呼吸道傳染病，好發於冬春季節，5 歲以下的幼兒易於感染，年齡越小，得病往往越重。本病分炎症期、痙咳期和恢復期 3 個階段。前者表現為低熱、咳

嗽、流涕、偶有噴嚏，與普通感冒相似，1～2天後發熱和一般症狀漸減退，但咳嗽卻逐漸加重，常為日輕夜重，約經1週後，咳嗽呈陣發痙攣狀，咳聲短促，連續十數聲而無吸氣間隙，繼之咳嗽暫停，伴以深長吸氣。當深吸氣時，發出一種特殊的雞鳴樣回聲，回聲一停，緊接著又是一連串同樣的咳嗽，如此反覆數次或十數次，終於排出大量呼吸道分泌物和胃內容物後，方使痙咳暫停。這樣的痙咳發作每回重複數次至數十次不等，一般持續4週左右。中醫學認為本病由內蘊伏痰、外感時行風邪，風邪與伏痰搏結而致肺失清肅。

〔取穴〕（圖2-81）

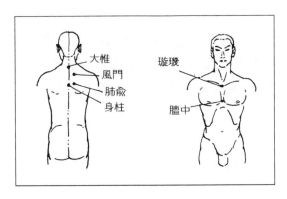

圖2-81

大椎：取法見感冒。

身柱：取法見支氣管哮喘。

肺俞：取法見感冒。

風門：取法見感冒。

膻中：取法見支氣管炎。

璇璣：在胸正中線上、胸骨柄的中央，或於天突穴下 1 寸。

〔拔法〕

取上述穴位，採用單純罐法吸拔並留罐 5～10 分鐘；或採用閃罐法拔至皮膚發紅。每日 1 次。

〔禁忌〕

忌精神情緒上受刺激。

四、小兒厭食症

小兒厭食症是指小兒較長期食慾不振，見食不貪甚至拒食的一種病症。以 1 至 6 歲小兒為多見。厭食患兒一般精神狀態較正常，病程長者，雖然會出現面色少華，形體消瘦等症，但與疳證之虛弱羸瘦、面色發枯有所區別。其病因、病機為腸胃脆弱，飲食不節，損傷腸胃所致。

〔取穴〕（圖 2-82）

脾俞：取法見支氣管炎。

胃俞：取法見肺結核。

三焦俞：取法見腸炎。

天樞：取法見腸炎。

足三里：取法見支氣管炎。

〔拔法〕

取上述穴位，採用單純罐法吸拔留罐 5～10 分鐘；

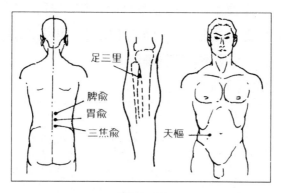

圖 2-82

在脾俞至三焦俞之間，採用走罐法走罐，使局部發紅。
每日1次。

〔禁忌〕

禁濫用藥物。

五、小兒腹瀉

小兒腹瀉是指便次比正常時突然增多，每天3次以
上，糞便性質呈稀便或水樣便。是2歲以下嬰幼兒最常
見的一種消化道疾病，尤以夏秋暑濕當令最易發病。現
代醫學認為嬰幼兒消化系統發育不成熟，神經調節作用
較差，如遇飲食失調、冷暖不勻或細菌、病毒感染等因
素即會發生腹瀉，以至胃腸功能紊亂，消化不良。中醫
學認為本病發生可由於感受外邪、尤其風寒暑濕等，致
使脾胃運化失常，飲食難以消化，清、濁走大腸而腹
痛、泄瀉；另外，由於飲食不節或不潔，宿食積滯，傷

及脾胃，腹瀉不止。小兒為稚陰之體，因泄瀉大量水液，或泄瀉者火熱傷陰，則陰津枯竭，出現皮膚乾枯，口渴唇紅，小便不利等陰傷證。

〔取穴〕（圖 2-83）

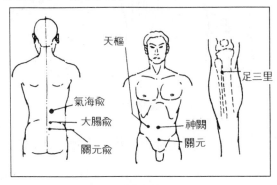

圖 2-83

大腸俞：取法見腸炎。

關元俞：取法見坐骨神經痛。

氣海俞：取法見坐骨神經痛。

足三里：取法見支氣管炎。

天樞：在肚臍旁開 2 寸處。

關元：取法見支氣管哮喘。

神闕：在肚臍正中。

〔拔法〕

取上述穴位，用單純罐法或刺絡罐法，吸拔並留罐 5～10 分鐘。每日 1 次。

〔禁忌〕

忌食生冷食物和不潔食物。

六、小兒疳積

小兒疳積即小兒營養不良症，是一種慢性營養缺乏病。主要是由於餵養不當或某些疾病所引起。多發生於3歲以下嬰幼兒。臨床上初期有不思飲食、噁心嘔吐、腹脹或腹瀉，繼而可見煩躁哭鬧、睡眠不實、喜歡俯臥、手足心熱、口渴喜飲、午後顏面兩顴發紅、大便時乾時溏、小便如淘米水樣之症狀，日久則面黃肌瘦、頭髮稀少、頭大頸細、腹大肚臍突出、精神萎靡不振等。

〔**取穴**〕（圖2-84）

上脘：在腹正中線上，臍上5寸處。

膀胱經：脊柱兩側。

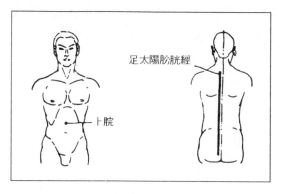

足太陽膀胱經

上脘

圖2-84

〔**拔法**〕

取上脘穴，採用單純罐法，吸拔並留罐5～10分鐘；取膀胱經，用走罐法，沿膀胱經走罐至皮膚發紅，

或用梅花針重刺膀胱經所循行路線後用密排罐法吸拔並留罐5〜10分鐘。每日1次。

〔禁忌〕

忌偏食、挑食。平時要注意小兒的飲食調理。注意飲食衛生。

七、小兒遺尿

小兒遺尿症，又稱尿床，是指3週歲以上小兒不能控制排尿，睡眠中小便自遺醒後方覺的一種疾病。現代醫學認為，遺尿少數兒童是由於脊柱裂、大腦發育不全或蟯蟲病所致。大部分兒童與精神因素有關，如突然受驚、過度疲勞、驟換新環境等，多見於容易興奮、過於敏感或睡眠過熟者。中醫學認為，本病是因腎氣不足、下元虛寒或脾肺氣虛或肝經濕熱而致膀胱氣化失常所致。

〔取穴〕（圖2-85）

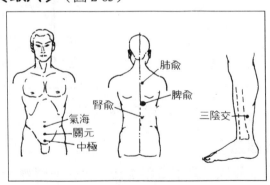

圖 2-85

關元：取法見支氣管哮喘。

氣海：取法見胃下垂。

中極：在肚臍直下 4 寸處。

肺俞：取法見感冒。

脾俞：取法見支氣管炎。

腎俞：取法見糖尿病。

三陰交：取法見急性胃炎。

〔拔法〕

取肺俞、脾俞、腎俞、三陰交，用單純罐法或刺絡罐法，吸拔留罐 5～10 分鐘；取關元、氣海、中極，用閃罐法拔至皮膚發紅，再留罐 5～10 分鐘。每日 1 次。

〔禁忌〕

臨睡前忌多飲水。

八、小兒嘔吐

小兒嘔吐是小兒疾病中常見的一種症狀，多為胃腸的逆行蠕動所致。這種胃腸的逆行蠕動可由於許多疾病如胃腸道疾患、發熱、顱內感染、藥物中毒、食物中毒或其他代謝性疾病等引起。中醫學認為嘔吐多由於餵養不當，食滯中脘或脾胃蘊熱、寒滯等原因導致胃氣失於和降，上逆作吐。常見症狀是食後嘔吐，有聲有物，吐物酸臭或臭穢，並會伴見面色蒼白或面紅耳赤，以及汗出、脘痛等。

〔取穴〕（圖 2-86）

中脘：取法見胃下垂。

胃俞：取法見肺結核。

足三里：取法見支氣管炎。

內關：取法見肺炎。

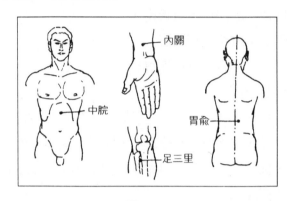

圖 2-86

〔拔法〕

取上述穴位，採用單純罐法吸拔留罐 5～10 分鐘。

〔禁忌〕

忌食辛辣、生冷和肥膩之品。

九、夜啼

夜啼是指小兒經常在夜間哭啼不眠。現代醫學認為，小兒神經系統發育不完全，可能因一些疾病導致神經功能調節紊亂而造成。但夜啼的小兒並非都是病，啼哭倒是嬰兒表達某種意願的信息，應先從生活護理上找原因，如飢餓、寒熱、蟲咬、尿布潮濕、包紮不適等。

中醫學認為小兒夜啼會因脾胃虛寒、氣機凝滯；心火過盛、邪熱擾心；乳食積滯、內傷脾胃；驚駭恐懼、心神不寧等所致。

〔取穴〕（圖 2-87）

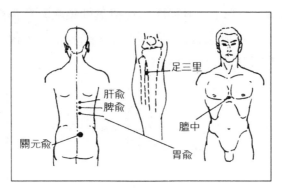

圖 2-87

脾俞：取法見支氣管炎。

胃俞：取法見肺結核。

肝俞：取法見急性胃炎。

膽俞：取法見慢性肝炎。

膻中：在胸正中線上，平第 4 肋間隙，兩乳之間。

足三里：取法見支氣管炎。

〔拔法〕

取上穴，採用單純罐法吸拔並留罐 5～10 分鐘。

〔禁忌〕

忌外界不良刺激。

十、流行性腮腺炎

流行性腮腺炎是由腮腺病毒引起的急性傳染病。臨床特徵為腮腺或其他唾液腺非化膿性腫大、疼痛。中醫學稱為「疟腮」。其病因、病機為外感風濕邪毒從口鼻而入，壅阻少陽經脈，鬱而不散，結於腮部所致。

〔**取穴**〕（圖 2-88）

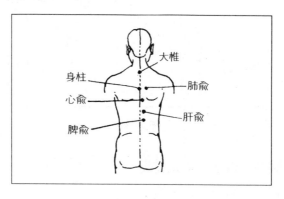

大椎
身柱　　　　　　肺俞
心俞　　　　　　肝俞
脾俞

圖 2-88

阿是穴：病灶壓痛點。

大椎：取法見感冒。

肺俞：取法見感冒。

肝俞：取法見急性胃炎。

身柱：取法見支氣管哮喘。

心俞：取法見高血壓。

脾俞：取法見支氣管炎。

〔**拔法**〕

取阿是穴，用適量的仙人掌搗爛，敷於病灶處，用罐拔之，並留罐 5～10 分鐘；取大椎、肺俞、肝俞、身柱、心俞、脾俞，用單純罐法或刺絡罐法，吸拔並留罐5～10 分鐘。每日 1 次。

〔禁忌〕

忌食酸性食物。要注意休息，減少活動。

第五節　五官科病症

一、急性結膜炎

急性結膜炎俗稱「紅眼」病，是結膜因感染、過敏而出現的急性炎症。常見的致病菌有肺炎雙球菌、葡萄球菌及結膜桿菌等，會通過各種接觸途徑，如手帕、公共臉盆等傳播，多在春、秋季節流行。本病發病急，症狀重，會出現眼紅、磨痛、流淚、分泌物多、睜不開眼等症狀。屬於中醫學「目赤腫痛」範疇。其病因、病機為風熱邪毒上攻於目，以致經脈閉阻，氣滯血壅所致。

〔取穴〕（圖 2-89）

大椎：取法見感冒。

身柱：取法見支氣管哮喘。

肺俞：取法見感冒。

肝俞：取法見急性胃炎。

太陽：取法見血管神經性頭痛。

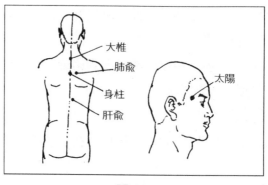

圖 2-89

〔拔法〕

取上述穴位，採用單純罐法或刺絡罐法，吸拔留罐5～15分鐘。每日1次，待症狀緩解後改為隔日1次。

〔禁忌〕

飲食忌辛辣、發物等。本病具有傳染性，患者用過的器具要嚴格消毒，防止交互感染。

二、麥粒腫

麥粒腫是由細菌感染引起的眼瞼部急性化膿性炎症。眼瞼局部紅腫疼痛為主要臨床表現，伴有硬結、觸痛。致病菌大多為金黃色葡萄球菌。屬中醫學「針眼」範疇。其病因、病機為內有脾胃蘊積熱毒，外感風熱邪毒，以致熱上攻，壅阻於胞瞼皮肉經絡。

〔取穴〕（圖2-90）

大椎：取法見感冒。

合谷：取法見感冒。

曲池：取法見肺結核。

太陽：取法見血管神經性頭痛。

肝俞：取法見急性胃炎。

心俞：取法見高血壓。

身柱：取法見支氣管哮喘。

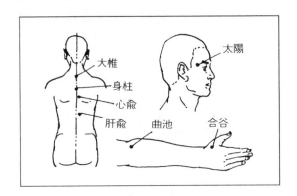

圖 2-90

〔拔法〕

　　取上述穴位，採用單純罐法、刺絡罐法或出針罐法，吸拔並留罐 5～15 分鐘。每日 1 次或隔日 1 次。

〔禁忌〕

　　若膿腫已形成，可配合眼科切開引流。忌自己擠壓排膿，否則易引起眼瞼蜂窩組織炎，甚至敗血症或海綿竇血栓。

三、青光眼

　　青光眼是指眼球內壓增高的疾病，為眼科常見病，

是致盲率最高的眼病之一。其主要表現為頭痛、眼脹痛、視力減退、視物虹彩、頭痛逐漸加重、伴有噁心嘔吐、結膜充血、角膜混濁，長期不癒，最後導致失明。屬於中醫學的「青盲」病範疇。

其病因、病機為肝腎陰虧、精血耗損、精氣不能上榮，目失涵養，或心榮虧損，神氣虛耗，以致神光耗散，視力緩降。

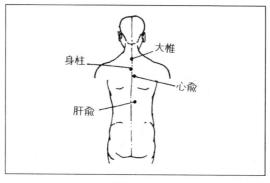

圖 2-91

〔**取穴**〕（圖 2-91）

大椎：取法見感冒。

心俞：取法見高血壓。

肝俞：取法見急性胃炎。

身柱：取法見支氣管哮喘。

〔**拔法**〕

取上述穴位，採用單純罐法或刺絡罐法或出針罐法，吸拔並留罐 5～15 分鐘。每日 1 次，或隔日 1 次。

忌情緒激動，勞倦。

四、假性近視

假性近視是指青少年由於睫狀肌痙攣而產生的近視現象。青少年長期過度看近時，會引起睫狀肌痙攣，當轉為看遠時，仍有部分眼肌未能放鬆，故使正常視眼或輕度遠視眼表現為遠視力降低，但近視力仍然正常，把這種現象稱為假性近視或調節性近視。假性近視最突出的症狀是遠視力降低，但近視力正常，用睫狀肌麻痺劑後，可使近視消失呈現為正常視力或輕度遠視。

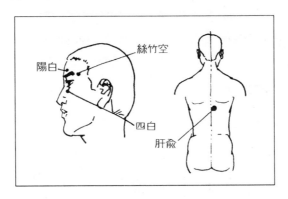

圖 2-92

〔取穴〕（圖 2-92）

陽白：瞳孔直上，眉上 1 寸。

四白：瞳孔直下 1 寸，眶下孔凹陷處。

絲竹空：在眉毛外端凹陷處。

肝俞：取法見急性胃炎。

〔**拔法**〕

取上述穴位，採用單純罐法，吸拔並留罐3～15分鐘，每日1次。

〔**禁忌**〕

忌眼睛過於疲勞，禁配鏡治療。

五、慢性鼻炎

慢性鼻炎是一種常見的鼻黏膜及黏膜下層的慢性炎症，通常包括慢性單純性鼻炎和慢性肥厚性鼻炎。其主要症狀為間歇性或交替性或持續性鼻塞、黏稠涕多，天氣轉暖或活動時鼻塞改善。屬中醫學的「鼻塞」範疇。其病因、病機為肺脾氣虛、鬱滯鼻竅或邪毒久留，氣滯血瘀。

〔**取穴**〕（圖2-93）

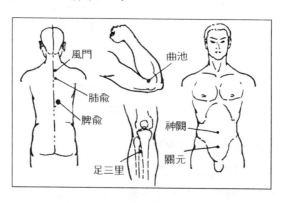

圖2-93

風門：取法見感冒。

肺俞：取法見感冒。

脾俞：取法見支氣管炎。

神闕：取法見痢疾。

關元：取法見支氣管哮喘。

曲池：取法見肺結核。

足三里：取法見支氣管炎。

〔**拔法**〕

取上述穴位，採用單純罐法或刺絡罐法，吸拔並留罐3～15分鐘，每日1次，症狀緩解後改為隔日1次。每10次為1療程。

〔**禁忌**〕

忌食辛辣厚味食品。平素要加強體育鍛鍊，提高抵抗能力，避免感冒。

六、耳鳴

耳鳴是聽覺異常，可由多種病引起。耳鳴是以自覺耳內鳴響，有如蟬聲或潮聲為主症；其病因、病機為腎虛氣弱，精氣不能上達於耳，或風邪侵襲，壅遏清竅。

〔**取穴**〕（圖2-94）

腎俞：取法見糖尿病。

肝俞：取法見急性胃炎。

膽俞：取法見膽囊炎。

身柱：取法見支氣管哮喘。

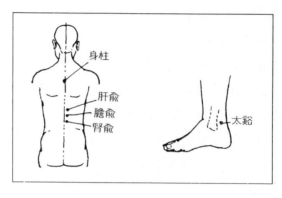

圖 2-94

太谿：取法見糖尿病。

〔拔法〕

取上述穴位，採用單純罐法或刺絡罐法或留針罐法，吸拔並留罐3～15分鐘。每日1次或隔日1次。10次1個療程。

七、突發性耳聾

突發性耳聾是指突然發生原因不明的感音神經性耳聾，又稱特發性耳聾，簡稱暴聾。多見於中年女性。本病無明顯先兆，少數有感冒、過勞或情緒激動史，發病突然，一般在數10分鐘至48小時內發生耳聾並達到高峰。伴有較強烈的耳鳴，半數會伴見眩暈。重者有噁心、嘔吐和眼球震顫等症狀。本病有一定的自癒率。

〔取穴〕（圖2-95）

聽會：在耳屏間切跡前，下頜骨髁狀突後緣，張口

有空。

翳風：在耳垂後方，下頜角與顳骨乳突之間凹陷處。

外關：取法見三叉神經痛。

丘墟：在外踝前下緣，當趾長伸肌腱的外側凹陷

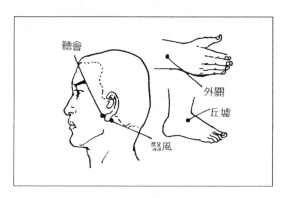

圖 2-95

處。

〔拔法〕

取上述穴位，採用單純罐法吸拔並留罐 10～20 分鐘。每日 1 次。

〔禁忌〕

忌煙酒、噪聲環境。

八、牙 痛

牙痛是由牙體和牙周組織或頜骨的某些病變等引起。其臨床表現為牙齒疼痛，咀嚼困難、遇冷、熱、

酸、甜疼痛加重。本病屬中醫學「齒痛」範疇，為風熱邪毒留滯脈絡或腎火循經上擾而致。

〔取穴〕（圖 2-96）

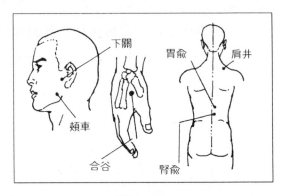

下關　頰車　胃俞　肩井　合谷　腎俞

圖 2-96

下關：在顴弓與下頜切跡之間凹陷處。

頰車：在下頜角前上方一橫指凹陷處。

胃俞：取法見肺結核。

腎俞：取法見糖尿病。

肩井：取法見高血壓。

合谷：取法見感冒。

〔拔法〕

　　取胃俞、腎俞、肩井、合谷穴，採用單純罐法或刺絡罐法或出針罐法吸拔留罐 5～15 分鐘；耳下關、頰車穴採用單純罐法吸拔並留罐 5～15 分鐘。每日 1 次或隔日 1 次。

〔禁忌〕

睡前忌食甜食，應少食辛辣。平時要講究口腔衛生，早晚刷牙，飯後漱口。

九、慢性咽炎

慢性咽炎是指咽部黏膜、淋巴組織及液腺的慢性炎症，多由急性咽炎治療不當或治療不徹底，反覆發作遷延變為慢性。此外，長期煙酒、粉塵刺激，上呼吸道感染及某些職業性質等均可致慢性咽炎。其主要症狀是咽部常有異物感發癢、發乾、灼熱、微痛、聲音粗糙、嘶啞或失音。由於分泌物黏稠常附在咽後壁，會引起咳嗽、吐黏痰，晨起尤甚。本病屬中醫學「喉痺」範疇，其病因、病機，由熱邪犯肺，胃火上蒸，煎煉成痰，腎陰虧耗，虛火上炎，均可致本病。

〔取穴〕（圖2-97）

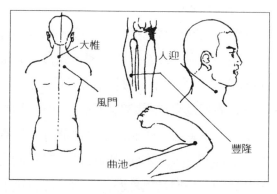

大椎
人迎
風門
豐隆
曲池

圖 2-97

大椎：取法見感冒。

風門：取法見感冒。

人迎：與喉結相平，喉結旁開 1.5 寸，胸鎖乳突肌前緣。

曲池：取法見肺結核。

豐隆：取法見支氣管炎。

〔拔法〕

取人迎穴，採用單純罐法吸拔並留罐 3～15 分鐘；取大椎、風門、曲池、豐隆穴，採用單純罐法或刺絡罐法或出針罐法或留針罐法，吸拔並留罐 5～20 分鐘。每日 1 次。

〔禁忌〕

在患傷風感冒時忌用聲過度，忌食辛辣。應戒煙酒。

十、扁桃體炎

扁桃體炎是喉科常見疾病，多發於兒童和青年。主要是由細菌、病毒、通過飛沫接觸，或食物而傳染。多在疲勞、感冒、受涼後，機體抵抗力降低時而感染發病。其主要表現為突然明顯的咽痛，舌咽時加劇，伴有發熱、發冷、咽乾癢、頭痛及全身酸痛等。檢查可見咽部充血、扁桃體腫大。本病可歸屬於中醫學的「乳蛾」範疇，其病因、病機為風熱邪毒外襲，肺胃火熱上蒸，風熱火毒搏結於咽喉所致。

〔**取穴**〕（圖 2-98）

大椎：取法見感冒。

肺俞：取法見感冒。

腎俞：取法見糖尿病。

曲池：取法見肺炎。

孔最：在尺澤穴與太淵穴的連線上，腕掌橫紋上 7 寸處。

太谿：取法見糖尿病。

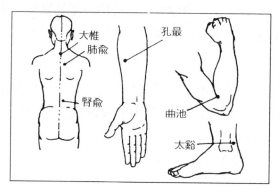

圖 2-98

〔**拔法**〕

取上述穴位，採用單純罐法或刺絡罐法或出針罐法，吸拔並留罐 5～20 分鐘。每日 1 次。

〔**禁忌**〕

忌食辛辣，戒煙酒。注意氣候變化，免受外邪侵襲。

第六節　皮膚科病症

一、痤瘡

痤瘡是青春發育期常見的皮脂腺疾病，又稱肺風粉刺。好發於顏面、上胸、肩、背部。其病因是由於青春期性腺成熟、睪丸酮分泌增加、皮脂腺代謝旺盛、排泄增多，使其成分有所改變，過多的皮脂堵塞於毛囊口，加上細菌等侵入引起發炎。本病的發生與過食脂肪、糖類、消化不良、休息欠佳等因素有關。本病在青春期過後多數患者可自癒。中醫學認為，本病是因肺經血熱、薰蒸顏面，或恣食肥甘厚味、脾胃積熱、復感風毒之邪、薰蒸凝滯而成。

〔**取穴**〕（圖2-99）

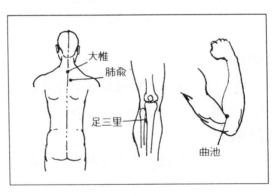

圖 2-99

大椎：取法見感冒。

肺俞：取法見感冒。

曲池：取法見肺炎。

足三里：取法見支氣管炎。

〔拔法〕

取上述穴位，採用單純罐法、刺絡罐法或出針罐法，吸拔並留罐5～20分鐘。每日1次或隔日1次。每10次為1療程，每療程間隔5天。

〔禁忌〕

禁用手擠壓患處。忌飲酒、食辛辣刺激性食物。應多食蔬菜、水果，保持消化道通暢。

二、蕁麻疹

蕁麻疹俗稱「風疹塊」，是一種常見的過敏性皮膚疾患。先由某處皮膚突然出現大小不等的紅色或白色風團塊，繼而擴延至其他部位，奇癢難忍，常可持續數小時至十餘小時，消退後不留痕跡。

現代醫學認為，有許多因素如進食魚蝦等食物、接觸粉塵、昆蟲叮咬、服用某些藥物、日光、寒冷、摩擦等物理作用、精神緊張等均會引起本病發生。

本病歸屬於中醫學的「隱疹」範疇，其病因、病機為表虛、風寒、風熱蘊結肌膚或稟賦不耐，過食膏粱厚味而致腸胃不和，溫熱鬱於肌膚而形成。

〔**取穴**〕（圖 2-100）

風門：取法見感冒。

肝俞：取法見急性胃炎。

肩髃：取法見腦血管意外後遺症。

曲池：取法見肺結核。

血海：取法見風濕性關節炎。

足三里：取法見支氣管炎。

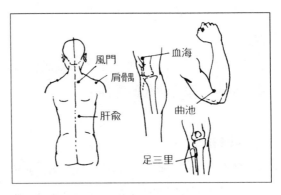

圖 2-100

〔**拔法**〕

　　取上述穴位，採用單純罐法或刺絡罐法，吸拔並留罐 5～15 分鐘；在風門至肝俞之間採用走罐法，上下推拉罐至皮膚發紅為度。每日 1 次或隔日 1 次。3 次為 1 個療程。每療程間隔 2 天。

〔**禁忌**〕

　　忌食魚、蝦、蛋、牛奶等食物。禁外界風寒、濕、熱邪侵襲。

三、帶狀疱疹

帶狀疱疹是由病毒引起的急性炎症性皮膚病。多發於發春、秋季。主要表現為，初起患部有束帶狀痛，局部皮膚潮紅，隨之出現成簇水疱，排列成帶狀，沿周圍神經分佈，多在身體的一側，好發於肋間、胸背、面部和腰部。本病歸屬於中醫學的「纏腰火丹」範疇。其病因、病機為情志不暢、肝膽火盛或飲食不節，脾失健運、蘊濕化熱，又復感毒邪而致。

〔**取穴**〕（圖 2-101）

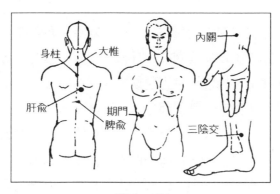

圖 2-101

大椎：取法見感冒。

身柱：取法見支氣管哮喘。

肝俞：取法見急性胃炎。

脾俞：取法見支氣管炎。

期門：取法見慢性肝炎。

內關：取法見肺炎。

三陰交：取法見急性胃炎。

〔拔法〕

取上述穴位，採用單純罐法或刺絡罐法，吸拔並留罐 5～15 分鐘。每日或隔日 1 次。

〔禁忌〕

忌食雞、鴨、魚、蝦、蟹等腥發之物及蔥、蒜、辣椒、煙、酒等辛熱之品。

四、濕疹

濕疹是一種過敏性炎症皮膚病。主要因接觸粉塵、毛絲織物、油漆、藥物、日光、寒冷、潮濕等而發病。急性期會出現皮膚潮紅、丘疹、水疱、膿疱、滲出、結痂、瘙癢。慢性期會出現鱗屑、苔癬等損害，皮疹有融合及滲出傾向。常對稱分佈，反覆發作。

本病可歸屬於中醫學的「浸淫瘡」「四彎風」等病症範疇。其病因、病機多由脾失健運、濕邪內困、蘊濕生熱、復感風、濕、熱邪，內外相搏，充於肌膚，浸淫皮膚所致。

〔取穴〕（圖 2-102）

大椎：取法見感冒。

肝俞：取法見急性胃炎。

脾俞：取法見支氣管炎。

腎俞：取法見糖尿病。

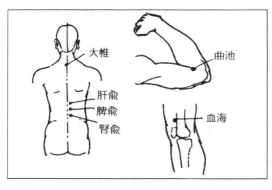

圖 2-102

曲池：取法見肺結核。

血海：取法見風濕性關節炎。

〔拔法〕

取上述穴位，採用單純罐法或針刺絡罐法或出針罐法吸拔，留罐 5～15 分鐘。每日或隔日 1 次。每 7 次 1 療程。每療程間隔 3 天。

〔禁忌〕

禁刺激局部，如搔抓、肥皂熱水洗或用力搓擦。忌食魚腥、蛋類及牛羊肉、辛辣、酒類等刺激食物。

主要參考書目

一、《針灸與新醫療法》中等醫藥衛生學校試用教材，1973年8月江蘇省中等衛生學校教材編寫組。

二、《針灸治療手冊》上海市針灸研究所，上海市出版革命組出版，1970年9月第1版。

三、《實用針灸選穴手冊》楊兆民等編著，金盾出版社，1990年11月第1版。

四、《高等醫藥院校教材 推拿學》，俞大方主編，上海科學技術出版社，1985年10月第1版。

五、《新編內科診療手冊》張學庸等主編，金盾出版社，1987年3月第1版。

六、《農村醫生手冊》人民衛生出版社，1969年8月修訂。

七、《新編中醫臨床手冊》周文泉等主編，金盾出版社，1993年9月第1版。

八、《中醫診斷入門》董漢良編著，金盾出版社，1996年11月第1版。

九、《高等醫藥院校教材 中醫診斷學》鄭鐵濤主編，上海科學技術出版社，1984年11月第1版。

十、《中草藥驗方選編》山東省中草藥展覽會編，山東人民出版社，1970年11月第1版。

十一、《高等醫藥院校教材 中醫傷科學》岑澤波主編，上海科學技術出版社，1985年12月第1版。

大展出版社有限公司
品冠文化出版社　圖書目錄

地址：台北市北投區(石牌)　電話：(02) 28236031
　　　致遠一路二段 12 巷 1 號　　　　28236033
郵撥：01669551＜大展＞　　　　　28233123
　　　19346241＜品冠＞　　傳真：(02) 28272069

・熱門新知・品冠編號 67

1.	圖解基因與 DNA	中原英臣主編	230 元
2.	圖解人體的神奇 　　　（精）	米山公啟主編	230 元
3.	圖解腦與心的構造 　（精）	永田和哉主編	230 元
4.	圖解科學的神奇 　　（精）	鳥海光弘主編	230 元
5.	圖解數學的神奇 　　（精）	柳 谷 晃著	250 元
6.	圖解基因操作 　　　（精）	海老原充主編	230 元
7.	圖解後基因組 　　　（精）	才園哲人著	230 元
8.	圖解再生醫療的構造與未來	才園哲人著	230 元
9.	圖解保護身體的免疫構造	才園哲人著	230 元
10.	90 分鐘了解尖端技術的結構	志村幸雄著	280 元
11.	人體解剖學歌訣	張元生主編	200 元

・名 人 選 輯・品冠編號 671

1.	佛洛伊德	傅陽主編	200 元
2.	莎士比亞	傅陽主編	200 元
3.	蘇格拉底	傅陽主編	200 元
4.	盧梭	傅陽主編	200 元
5.	歌德	傅陽主編	200 元
6.	培根	傅陽主編	200 元
7.	但丁	傅陽主編	200 元
8.	西蒙波娃	傅陽主編	200 元

・圍 棋 輕 鬆 學・品冠編號 68

1.	圍棋六日通	李曉佳編著	160 元
2.	布局的對策	吳玉林等編著	250 元
3.	定石的運用	吳玉林等編著	280 元
4.	死活的要點	吳玉林等編著	250 元
5.	中盤的妙手	吳玉林等編著	300 元
6.	收官的技巧	吳玉林等編著	250 元
7.	中國名手名局賞析	沙舟編著	300 元
8.	日韓名手名局賞析	沙舟編著	330 元

1

10. 更年期　　　　　　　　　　野末悅子著　200元

·傳統民俗療法· 品冠編號 63

1. 神奇刀療法　　　　　　　　潘文雄著　200元
2. 神奇拍打療法　　　　　　　安在峰著　200元
3. 神奇拔罐療法　　　　　　　安在峰著　200元
4. 神奇艾灸療法　　　　　　　安在峰著　200元
5. 神奇貼敷療法　　　　　　　安在峰著　200元
6. 神奇薰洗療法　　　　　　　安在峰著　200元
7. 神奇耳穴療法　　　　　　　安在峰著　200元
8. 神奇指針療法　　　　　　　安在峰著　200元
9. 神奇藥酒療法　　　　　　　安在峰著　200元
10. 神奇藥茶療法　　　　　　　安在峰著　200元
11. 神奇推拿療法　　　　　　　張貴荷著　200元
12. 神奇止痛療法　　　　　　　漆 浩 著　200元
13. 神奇天然藥食物療法　　　　李琳編著　200元
14. 神奇新穴療法　　　　　　　吳德華編著　200元
15. 神奇小針刀療法　　　　　　韋丹主編　200元
16. 神奇刮痧療法　　　　　　　童佼寅主編　200元
17. 神奇氣功療法　　　　　　　陳坤編著　200元

·常見病藥膳調養叢書· 品冠編號 631

1. 脂肪肝四季飲食　　　　　　蕭守貴著　200元
2. 高血壓四季飲食　　　　　　秦玖剛著　200元
3. 慢性腎炎四季飲食　　　　　魏從強著　200元
4. 高脂血症四季飲食　　　　　薛輝著　200元
5. 慢性胃炎四季飲食　　　　　馬秉祥著　200元
6. 糖尿病四季飲食　　　　　　王耀獻著　200元
7. 癌症四季飲食　　　　　　　李忠著　200元
8. 痛風四季飲食　　　　　　　魯焰主編　200元
9. 肝炎四季飲食　　　　　　　王虹等著　200元
10. 肥胖症四季飲食　　　　　　李偉等著　200元
11. 膽囊炎、膽石症四季飲食　　謝春娥著　200元

·彩色圖解保健· 品冠編號 64

1. 瘦身　　　　　　　　　　　主婦之友社　300元
2. 腰痛　　　　　　　　　　　主婦之友社　300元
3. 肩膀痠痛　　　　　　　　　主婦之友社　300元
4. 腰、膝、腳的疼痛　　　　　主婦之友社　300元
5. 壓力、精神疲勞　　　　　　主婦之友社　300元
6. 眼睛疲勞、視力減退　　　　主婦之友社　300元

・休閒保健叢書・ 品冠編號 641

1. 瘦身保健按摩術　　　　　　聞慶漢主編　200元
2. 顏面美容保健按摩術　　　　聞慶漢主編　200元
3. 足部保健按摩術　　　　　　聞慶漢主編　200元
4. 養生保健按摩術　　　　　　聞慶漢主編　280元
5. 頭部穴道保健術　　　　　　柯富陽主編　180元
6. 健身醫療運動處方　　　　　鄭寶田主編　230元
7. 實用美容美體點穴術＋VCD　李芬莉主編　350元

・心 想 事 成・ 品冠編號 65

1. 魔法愛情點心　　　　　　　結城莫拉著　120元
2. 可愛手工飾品　　　　　　　結城莫拉著　120元
3. 可愛打扮 & 髮型　　　　　結城莫拉著　120元
4. 撲克牌算命　　　　　　　　結城莫拉著　120元

・健康新視野・ 品冠編號 651

1. 怎樣讓孩子遠離意外傷害　　高溥超等主編　230元
2. 使孩子聰明的鹼性食品　　　高溥超等主編　230元
3. 食物中的降糖藥　　　　　　高溥超等主編　230元

・少 年 偵 探・ 品冠編號 66

1. 怪盜二十面相　　（精）　江戶川亂步著　特價　189元
2. 少年偵探團　　　（精）　江戶川亂步著　特價　189元
3. 妖怪博士　　　　（精）　江戶川亂步著　特價　189元
4. 大金塊　　　　　（精）　江戶川亂步著　特價　230元
5. 青銅魔人　　　　（精）　江戶川亂步著　特價　230元
6. 地底魔術王　　　（精）　江戶川亂步著　特價　230元
7. 透明怪人　　　　（精）　江戶川亂步著　特價　230元
8. 怪人四十面相　　（精）　江戶川亂步著　特價　230元
9. 宇宙怪人　　　　（精）　江戶川亂步著　特價　230元
10. 恐怖的鐵塔王國　（精）　江戶川亂步著　特價　230元
11. 灰色巨人　　　　（精）　江戶川亂步著　特價　230元
12. 海底魔術師　　　（精）　江戶川亂步著　特價　230元
13. 黃金豹　　　　　（精）　江戶川亂步著　特價　230元
14. 魔法博士　　　　（精）　江戶川亂步著　特價　230元
15. 馬戲怪人　　　　（精）　江戶川亂步著　特價　230元
16. 魔人銅鑼　　　　（精）　江戶川亂步著　特價　230元
17. 魔法人偶　　　　（精）　江戶川亂步著　特價　230元
18. 奇面城的秘密　　（精）　江戶川亂步著　特價　230元
19. 夜光人　　　　　（精）　江戶川亂步著　特價　230元

·武 術 特 輯· 大展編號 10

·彩色圖解太極武術· 大展編號 102

・國際武術競賽套路・大展編號 103

1.	長拳	李巧玲執筆	220 元
2.	劍術	程慧琨執筆	220 元
3.	刀術	劉同為執筆	220 元
4.	槍術	張躍寧執筆	220 元
5.	棍術	殷玉柱執筆	220 元

・簡化太極拳・大展編號 104

1.	陳式太極拳十三式	陳正雷編著	200 元
2.	楊式太極拳十三式	楊振鐸編著	200 元
3.	吳式太極拳十三式	李秉慈編著	200 元
4.	武式太極拳十三式	喬松茂編著	200 元
5.	孫式太極拳十三式	孫劍雲編著	200 元
6.	趙堡太極拳十三式	王海洲編著	200 元

・導引養生功・大展編號 105

1.	疏筋壯骨功＋VCD	張廣德著	350 元
2.	導引保建功＋VCD	張廣德著	350 元
3.	頤身九段錦＋VCD	張廣德著	350 元
4.	九九還童功＋VCD	張廣德著	350 元
5.	舒心平血功＋VCD	張廣德著	350 元
6.	益氣養肺功＋VCD	張廣德著	350 元
7.	養生太極扇＋VCD	張廣德著	350 元
8.	養生太極棒＋VCD	張廣德著	350 元
9.	導引養生形體詩韻＋VCD	張廣德著	350 元
10.	四十九式經絡動功＋VCD	張廣德著	350 元

・中國當代太極拳名家名著・大展編號 106

1.	李德印太極拳規範教程	李德印著	550 元
2.	王培生吳式太極拳詮真	王培生著	500 元
3.	喬松茂武式太極拳詮真	喬松茂著	450 元
4.	孫劍雲孫式太極拳詮真	孫劍雲著	350 元
5.	王海洲趙堡太極拳詮真	王海洲著	500 元
6.	鄭琛太極拳道詮真	鄭琛著	450 元
7.	沈壽太極拳文集	沈壽著	630 元

・古代健身功法・大展編號 107

1.	練功十八法	蕭凌編著	200 元

・實用武術技擊・ 大展編號 112

1.	實用自衛拳法	溫佐惠著	250 元
2.	搏擊術精選	陳清山等著	220 元
3.	秘傳防身絕技	程崑彬著	230 元
4.	振藩截拳道入門	陳琦平著	220 元
5.	實用擒拿法	韓建中著	220 元
6.	擒拿反擒拿 88 法	韓建中著	250 元
7.	武當秘門技擊術入門篇	高翔著	250 元
8.	武當秘門技擊術絕技篇	高翔著	250 元
9.	太極拳實用技擊法	武世俊著	220 元
10.	奪凶器基本技法	韓建中著	220 元
11.	峨眉拳實用技擊法	吳信良著	300 元
12.	武當拳法實用制敵術	賀春林主編	300 元
13.	詠春拳速成搏擊術訓練	魏峰編著	280 元
14.	詠春拳高級格鬥訓練	魏峰編著	280 元
15.	心意六合拳發力與技擊	王安寶編著	220 元
16.	武林點穴搏擊秘技	安在峰編著	250 元
17.	鷹爪門擒拿術	張星一著	300 元

・中國武術規定套路・ 大展編號 113

1.	螳螂拳	中國武術系列	300 元
2.	劈掛拳	規定套路編寫組	300 元
3.	八極拳	國家體育總局	250 元
4.	木蘭拳	國家體育總局	230 元

・中華傳統武術・ 大展編號 114

1.	中華古今兵械圖考	裴錫榮主編	280 元
2.	武當劍	陳湘陵編著	200 元
3.	梁派八卦掌（老八掌）	李子鳴遺著	220 元
4.	少林 72 藝與武當 36 功	裴錫榮主編	230 元
5.	三十六把擒拿	佐藤金兵衛主編	200 元
6.	武當太極拳與盤手 20 法	裴錫榮主編	220 元
7.	錦八手拳學	楊永著	280 元
8.	自然門功夫精義	陳懷信編著	500 元
9.	八極拳珍傳	王世泉著	330 元
10.	通臂二十四勢	郭瑞祥主編	280 元
11.	六路真跡武當劍藝	王恩盛著	230 元
12.	祁家通背拳	單長文編著	550 元
13.	尚派形意拳械抉微 第一輯	李文彬等著	280 元

・少林功夫・ 大展編號 115

1. 少林打擂秘訣　　　　　　　　德虔、素法編著　300 元
2. 少林三大名拳 炮拳、大洪拳、六合拳　門惠豐等著　200 元
3. 少林三絕 氣功、點穴、擒拿　　德虔編著　300 元
4. 少林怪兵器秘傳　　　　　　　素法等著　250 元
5. 少林護身暗器秘傳　　　　　　素法等著　220 元
6. 少林金剛硬氣功　　　　　　　楊維編著　250 元
7. 少林棍法大全　　　　　　　　德虔、素法編著　250 元
8. 少林看家拳　　　　　　　　　德虔、素法編著　250 元
9. 少林正宗七十二藝　　　　　　德虔、素法編著　280 元
10. 少林瘋魔棍闡宗　　　　　　　馬德著　250 元
11. 少林正宗太祖拳法　　　　　　高翔著　280 元
12. 少林拳技擊入門　　　　　　　劉世君編著　220 元
13. 少林十路鎮山拳　　　　　　　吳景川主編　300 元
14. 少林氣功秘集　　　　　　　　釋德虔編著　220 元
15. 少林十大武藝　　　　　　　　吳景川主編　450 元
16. 少林飛龍拳　　　　　　　　　劉世君著　200 元
17. 少林武術理論　　　　　　　　徐勤燕等著　200 元
18. 少林武術基本功　　　　　　　徐勤燕編著　200 元
19. 少林拳　　　　　　　　　　　徐勤燕編著　230 元
20. 少林羅漢拳絕技 拳功卷　　　　高翔主編　230 元.
21. 少林羅漢拳絕技 實戰卷　　　　高翔主編　250 元
22. 少林常用器械　　　　　　　　徐勤燕編著　230 元
23. 少林拳對練　　　　　　　　　徐勤燕編著　200 元
24. 少林器械對練　　　　　　　　徐勤燕編著　200 元
25. 嵩山俞派金剛門少林強身內功　李良根著　220 元

・迷蹤拳系列・ 大展編號 116

1. 迷蹤拳（一）＋VCD　　　　　李玉川編著　350 元
2. 迷蹤拳（二）＋VCD　　　　　李玉川編著　350 元
3. 迷蹤拳（三）　　　　　　　　李玉川編著　250 元
4. 迷蹤拳（四）＋VCD　　　　　李玉川編著　580 元
5. 迷蹤拳（五）　　　　　　　　李玉川編著　250 元
6. 迷蹤拳（六）　　　　　　　　李玉川編著　300 元
7. 迷蹤拳（七）　　　　　　　　李玉川編著　300 元
8. 迷蹤拳（八）　　　　　　　　李玉川編著　300 元

・截拳道入門・ 大展編號 117

1. 截拳道手擊技法　　　　　　　舒建臣編著　230 元
2. 截拳道腳踢技法　　　　　　　舒建臣編著　230 元
3. 截拳道擒跌技法　　　　　　　舒建臣編著　230 元

4. 截拳道攻防技法　　　　　　舒建臣編著　230元
5. 截拳道連環技法　　　　　　舒建臣編著　230元
6. 截拳道功夫匯宗　　　　　　舒建臣編著　230元

・少林傳統功夫 漢英對照系列 ・ 大展編號 118

1. 七星螳螂拳－白猿獻書　　　耿軍著　180元
2. 七星螳螂拳－白猿孝母　　　耿軍著　180元
3. 七星螳螂拳－白猿獻果　　　耿軍著　180元
4. 七星螳螂拳－插捶　　　　　耿軍著　180元
5. 七星螳螂拳－梅花路　　　　耿軍著　200元
6. 七星小架　　　　　　　　　耿軍著　180元
7. 梅花拳　　　　　　　　　　耿軍著　180元
8. 燕青拳　　　　　　　　　　耿軍著　180元
9. 羅漢拳　　　　　　　　　　耿軍著　200元
10. 炮拳　　　　　　　　　　　耿軍著　220元
11. 看家拳（一）　　　　　　　耿軍著　180元

・武術武道技術・ 大展編號 119

1. 日本合氣道－健身與修養　　王建華等著　220元
2. 現代跆拳道運動教學與訓練　王智慧編著　500元
3. 泰拳基礎訓練讀本　　　　　舒建臣編著　330元

・道 學 文 化・ 大展編號 12

1. 道在養生：道教長壽術　　　郝勤等著　250元
2. 龍虎丹道：道教內丹術　　　　郝勤著　300元
3. 天上人間：道教神仙譜系　　黃德海著　250元
4. 步罡踏斗：道教祭禮儀典　　張澤洪著　250元
5. 道醫窺秘：道教醫學康復術　王慶餘等著　250元
6. 勸善成仙：道教生命倫理　　　李剛著　250元
7. 洞天福地：道教宮觀勝境　　沙銘壽著　250元
8. 青詞碧簫：道教文學藝術　　楊光文等著　250元
9. 沈博絕麗：道教格言精粹　　朱耕發等著　250元

・易 學 智 慧・ 大展編號 122

1. 易學與管理　　　　　　　　余敦康主編　250元
2. 易學與養生　　　　　　　　劉長林等著　300元
3. 易學與美學　　　　　　　　劉綱紀等著　300元
4. 易學與科技　　　　　　　　董光壁著　280元
5. 易學與建築　　　　　　　　韓增祿著　280元
6. 易學源流　　　　　　　　　鄭萬耕著　280元

・神 算 大 師・大展編號 123

・鑑 往 知 來・大展編號 124

・秘傳占卜系列・大展編號 14

·趣味心理講座· 大展編號 15

1. 性格測驗（1）探索男與女 淺野八郎著 140元
2. 性格測驗（2）透視人心奧秘 淺野八郎著 140元
3. 性格測驗（3）發現陌生的自己 淺野八郎著 140元
4. 性格測驗（4）發現你的真面目 淺野八郎著 140元
5. 性格測驗（5）讓你們吃驚 淺野八郎著 140元
6. 性格測驗（6）洞穿心理盲點 淺野八郎著 140元
7. 性格測驗（7）探索對方心理 淺野八郎著 140元
8. 性格測驗（8）由吃認識自己 淺野八郎著 160元
9. 性格測驗（9）戀愛的心理 淺野八郎著 160元
10. 性格測驗（10）由裝扮瞭解人心 淺野八郎著 160元
11. 性格測驗（11）敲開內心玄機 淺野八郎著 140元
12. 性格測驗（12）透視你的未來 淺野八郎著 160元
13. 血型與你的一生 淺野八郎著 160元
14. 趣味推理遊戲 淺野八郎著 160元
15. 行為語言解析 淺野八郎著 160元

·婦 幼 天 地· 大展編號 16

1. 八萬人減肥成果 黃靜香譯 180元
2. 三分鐘減肥體操 楊鴻儒譯 150元
3. 窈窕淑女美髮秘訣 柯素娥譯 130元
4. 使妳更迷人 成 玉譯 130元
7. 早產兒袋鼠式護理 唐岱蘭譯 200元
9. 初次育兒 12個月 婦幼天地編譯組 180元
10. 斷乳食與幼兒食 婦幼天地編譯組 180元
11. 培養幼兒能力與性向 婦幼天地編譯組 180元
12. 培養幼兒創造力的玩具與遊戲 婦幼天地編譯組 180元
14. 腿部苗條健美法 婦幼天地編譯組 180元
15. 女性腰痛別忽視 婦幼天地編譯組 150元
16. 舒展身心體操術 李玉瓊編譯 130元
17. 三分鐘臉部體操 趙薇妮著 160元
18. 生動的笑容表情術 趙薇妮著 160元
19. 心曠神怡減肥法 川津祐介著 130元
20. 內衣使妳更美麗 陳玄茹譯 130元
22. 高雅女性裝扮學 陳珮玲譯 180元
23. 蠶糞肌膚美顏法 梨秀子著 160元
24. 認識妳的身體 李玉瓊譯 160元
25. 產後恢復苗條體態 居理安・芙萊喬著 200元
26. 正確護髮美容法 山崎伊久江著 180元
27. 安琪拉美姿養生學 安琪拉蘭斯博瑞著 180元
28. 女體性醫學剖析 增田豐著 220元
29. 懷孕與生產剖析 岡部綾子著 180元

14

・青 春 天 地・ 大展編號 17

・實用女性學講座・ 大展編號 19

・校 園 系 列・ 大展編號 20

21. 使頭腦靈活的數學　　　　　逢澤明著　200元
22. 難解數學破題　　　　　　　宋釗宜著　200元

・實用心理學講座・ 大展編號 21

1.　拆穿欺騙伎倆　　　　　　　多湖輝著　140元
2.　創造好構想　　　　　　　　多湖輝著　140元
3.　面對面心理術　　　　　　　多湖輝著　160元
4.　偽裝心理術　　　　　　　　多湖輝著　140元
5.　透視人性弱點　　　　　　　多湖輝著　180元
6.　自我表現術　　　　　　　　多湖輝著　180元
7.　不可思議的人性心理　　　　多湖輝著　180元
8.　催眠術入門　　　　　　　　多湖輝著　180元
9.　責罵部屬的藝術　　　　　　多湖輝著　150元
10. 精神力　　　　　　　　　　多湖輝著　150元
11. 厚黑說服術　　　　　　　　多湖輝著　150元
12. 集中力　　　　　　　　　　多湖輝著　150元
13. 構想力　　　　　　　　　　多湖輝著　150元
14. 深層心理術　　　　　　　　多湖輝著　160元
15. 深層語言術　　　　　　　　多湖輝著　160元
16. 深層說服術　　　　　　　　多湖輝著　180元
17. 掌握潛在心理　　　　　　　多湖輝著　160元
·18. 洞悉心理陷阱　　　　　　　多湖輝著　180·元
19. 解讀金錢心理　　　　　　　多湖輝著　180元
20. 拆穿語言圈套　　　　　　　多湖輝著　180元
21. 語言的內心玄機　　　　　　多湖輝著　180元
22. 積極力　　　　　　　　　　多湖輝著　180元

・超現實心靈講座・ 大展編號 22

2.　護摩秘法與人生　　　　　　劉名揚編譯　130元
3.　秘法！超級仙術入門　　　　　　陸明譯　200元
4.　給地球人的訊息　　　　　　柯素娥編著　150元
5.　密教的神通力　　　　　　　劉名揚編著　130元
6.　神秘奇妙的世界　　　　　　平川陽一著　200元
7.　地球文明的超革命　　　　　　吳秋嬌譯　200元
8.　力量石的秘密　　　　　　　　吳秋嬌譯　180元
9.　超能力的靈異世界　　　　　　馬小莉譯　200元
10. 逃離地球毀滅的命運　　　　　吳秋嬌譯　200元
11. 宇宙與地球終結之謎　　　　　南山宏著　200元
12. 驚世奇功揭秘　　　　　　　　傅起鳳著　200元
13. 啟發身心潛力心象訓練法　　栗田昌裕著　180元
14. 仙道術遁甲法　　　　　　高藤聰一郎著　220元
15. 神通力的秘密　　　　　　　中岡俊哉著　180元

19

國家圖書館出版品預行編目資料

神奇拔罐療法／安在峰編著
－初版－臺北市，品冠，2000（民89）
面；21公分－（傳統民俗療法；3）
ISBN 978-957-468-029-0（平裝）
1. 拔罐
418.922   89012015

神奇拔罐療法   ISBN 978-957-468-029-0

編 著 者／安在峰
發 行 人／蔡孟甫
出 版 者／品冠文化出版社
社　　址／台北市北投區（石牌）致遠一路2段12巷1號
電　　話／(02) 28236031・28236033・28233123
傳　　真／(02) 28272069
郵政劃撥／19346241
網　　址／www.dah-jaan.com.tw
E-mail／service@dah-jaan.com.tw
登 記 證／北市建一字第227242
承 印 者／國順文具印刷品行
裝　　訂／建鑫裝訂有限公司
排 版 者／千兵企業有限公司
授　　權／北京人民體育出版社
初版1刷／2000年（民89年）10 月
初版4刷／2008年（民97年）9 月   定　價／200 元

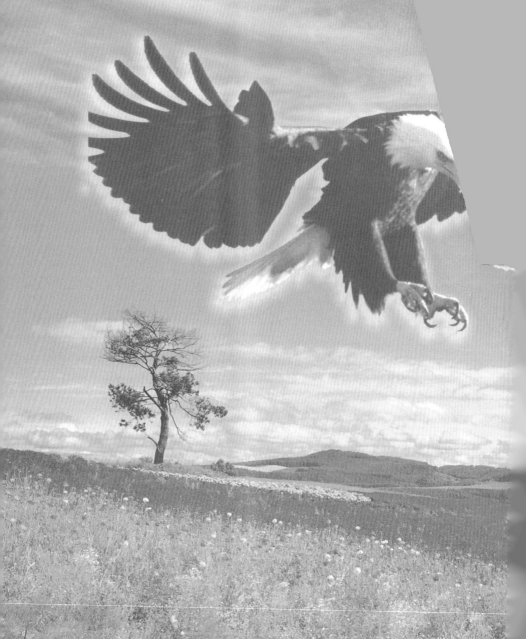

大展好書　好書大展
品嘗好書　冠群可期

大展好書　好書大展
品嘗好書・冠群可期